实用老偏方——

很灵很灵的老偏方
女人没烦恼

臧俊岐 ◎主编

黑龙江科学技术出版社
HEILONGJIANG SCIENCE AND TECHNOLOGY PRESS

图书在版编目（CIP）数据

很灵很灵的老偏方．女人没烦恼 / 臧俊岐主编．--
哈尔滨：黑龙江科学技术出版社，2018.5
（实用老偏方）
ISBN 978-7-5388-9596-4

Ⅰ．①很… Ⅱ．①臧… Ⅲ．①女性－保健－土方－汇
编 Ⅳ．① R289.2

中国版本图书馆 CIP 数据核字 (2018) 第 058632 号

很灵很灵的老偏方．女人没烦恼

HENLING HENLING DE LAOPIANFANG NÜREN MEI FANNAO

作　　者	臧俊岐
项目总监	薛方闻
责任编辑	焦琰 张云艳
策　　划	深圳市金版文化发展股份有限公司
封面设计	深圳市金版文化发展股份有限公司
出　　版	黑龙江科学技术出版社
	地址：哈尔滨市南岗区公安街 70-2 号　邮编：150007
	电话：（0451）53642106　传真：（0451）53642143
	网址：www.lkcbs.cn
发　　行	全国新华书店
印　　刷	深圳市雅佳图印刷有限公司
开　　本	685 mm×920 mm　1/16
印　　张	13
字　　数	180 千字
版　　次	2018 年 5 月第 1 版
印　　次	2018 年 5 月第 1 次印刷
书　　号	ISBN 978-7-5388-9596-4
定　　价	39.80 元

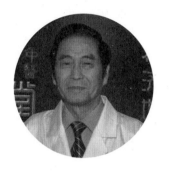

臧俊岐

主任中医师，著名针灸、中医药保健养生专家。
中医界"温和派"代表人物。

　　民间自古就有"偏方治大病"的说法，女性得了病，利用偏方来进行调理不失为一个好选择。偏方之所以受到欢迎，原因主要有四点：第一，偏方疗效显著，除了日常生活中的小毛病，对许多慢性病、疑难杂症及一些突发情况等也有很好的治疗效果；第二，偏方取材方便、经济实用，其药材多为常见食物，比如姜、枣、当归和鸡蛋等，材料简单、易找，且价格低廉；第三，偏方操作简便，只需对药材或食物进行简单处理，如煎煮、泡酒、煮药膳或外敷，即可奏效；第四，偏方的不良反应小，因其多取材于日常饮食，所用的药材也是来自于大自然的天然植物，且仅仅采用几味药材，甚至是单味药材治病，治病方式较为温和，不良反应极小。可见，利用偏方治病经济、实用、方便、安全，是一个不可多得的治病方法。

　　俗话说"女人能撑起半边天"，这话一点也不假。在当今社会上，女人既要充当妈妈的角色，又要尽力做一个好妻子。十月怀胎含辛茹苦地等待着宝宝的出世，一把屎一把尿地把孩子教育成人，还得煮得一手好菜，家务活包办，另外，还要工作……唯有女人自己才能体会到这其中的艰辛。

在女人的"成长"道路上，会经历许许多多的病痛，小至感冒、青春痘，大至不孕、流产，这让女性朋友都忧愁不已。中医理论认为，食疗药膳最宜扶正固本。这是由于食疗所用食物和药物多属补品，形为食品，性则为药品，它取药物之性，用食物之味，共同配伍，相辅相成，能起到食借药力、食助药威的协同作用，达到药物治疗和食物调养的双重功效。在防病治病上，与单纯的药物治疗具有异曲同工之妙。尽管食疗药膳种类繁多、疗效确切，但并非每一种食疗药膳方均适合于任何人。

女性天生柔弱，在体质、体力各方面都与男性有很大的差别，因此其养生、治病的侧重点也与男性不一样。此外，每个女人的体质不同，临床表现也各异，因此在选择和应用食疗时，应该按照中医辨证施治的原则，根据自己的证型加以甄选。

本人将从医多年的临床经验及对民间偏方的所见所闻集合成册，针对生活中女性常见的面部美颜、经期调理、乳房保养、妇科疾病、孕产问题、更年期症状及常见小病痛等方面遇到的问题和特效偏方呈现给大家，供大家选用。书中所取偏方均删繁就简、贴近生活，以求实用。

在"就医难、用药贵"的大环境下，本书提供的偏方具有无可比拟的经济性，采用、制作和服用均能因地、因时制宜，所列偏方体例简明，可速查速用，是女性必备的日常疾病速查宝典，希望读者朋友们能从中受益，扫除烦恼。

CONTENTS 目录

第一章：面部美颜小偏方

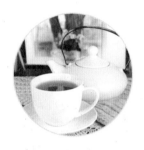

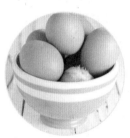

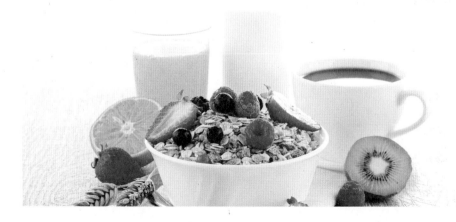

第二章：经期舒畅小偏方

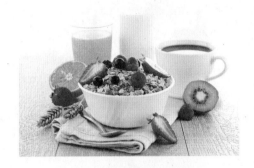

第三章：乳房保养小偏方

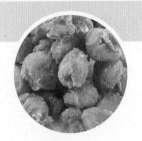

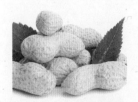

第四章：妇科疾病小偏方

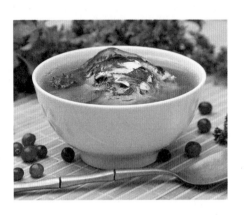

第五章：孕产妈妈小偏方

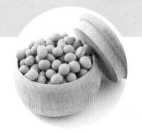

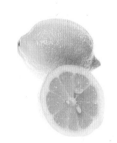

第六章：更年期女性小偏方

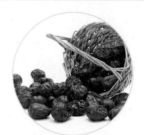

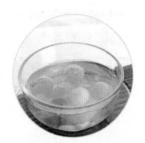

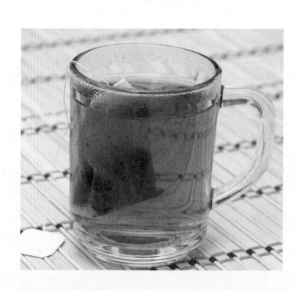

第七章：祛除常见病痛小偏方

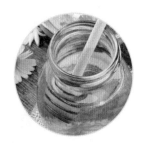

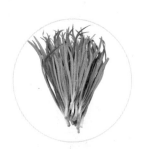

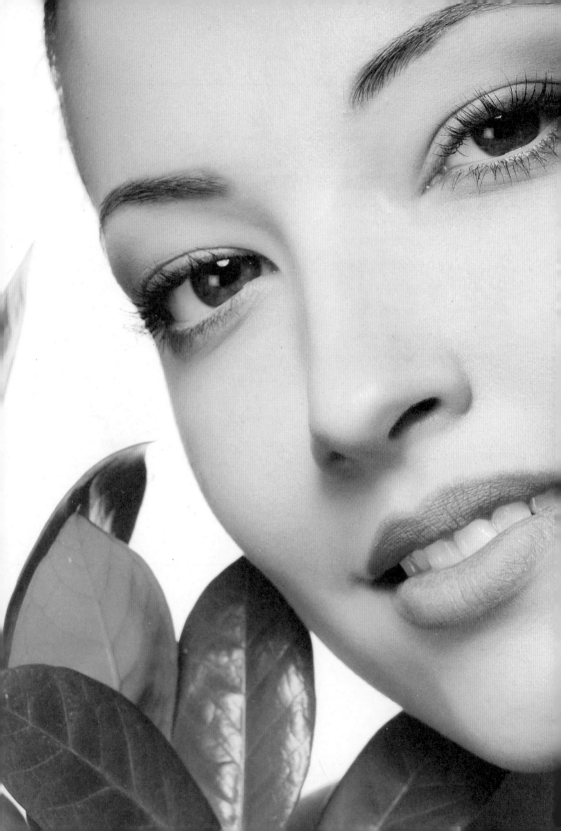

第一章
面部美颜小偏方

本章介绍了 13 种女性常见的容颜、体态问题，每种问题分别推荐了多个小偏方，希望女性朋友能从中受益，做好日常保健护理，远离各种困扰，保持健康与容颜清爽。

皮肤暗沉：即"脸色差"，皮肤不很黑却没有光泽和色彩，显得精神萎靡、老气横秋。

皮肤干燥：皮肤缺乏水分，表现为皮肤发紧、个别部位干燥脱皮、洗澡过后全身发痒等。

皮肤油腻：油脂分泌旺盛，额头、鼻翼有油光，毛孔粗大，触摸有黑头，皮质厚硬不光滑等。

脸部皱纹：皮肤上一凹一凸的条纹，分为细小皱纹和肥大皱纹两种类型。

黑头：皮肤油脂在空气中氧化造成，为明显扩大的毛孔中的黑点，发臭发黑，鼻子上最多。

黄褐斑：面部的黄褐色色素沉着，多对称蝶形分布于颊部，多见于女性。

黑眼圈：眼疲劳导致眼部皮肤血管血流速度过于缓慢形成滞流，造成眼部色素沉着。

眼袋：眼睑部位的皮肤松弛、萎缩，眼下的结缔组织发生水肿，造成眼袋。

头发枯黄：机体内黑色素减少，使乌黑头发的基本物质缺乏，黑发逐渐变为黄褐色或淡黄色。

全身肥胖：体内脂肪沉积呈匀称性分布，臀围大于腰围。

小腹肥胖：由于长时间久坐、缺乏运动等，脂肪堆积在腹部。

腰部肥胖：腰部的脂肪蓄积量较多，腰围过粗。

臀部下垂：久坐、缺少锻炼等造成身体气血不通，引起臀部肌肉酸痛、松垮无力，失去弹性。

柠檬牛奶面膜还你美丽容颜

彭云曦有两句口头禅，一句是"我好黑"，一句是"你真白"。因为肤色暗黄、粗糙，加上经常熬夜看电脑，整张脸看起来灰不溜秋的，很不精神。因此彭云曦对美白的追求到了偏执的地步，每天都要搽很多美白产品。有好几次，因为在脸上搽了太厚的美白霜，显得脸和脖子肤色不一样，被人笑了好久。

有一次彭云曦陪好朋友到医院看病，臧医生诊完病之后，她还坐在那里若有所思，臧医生问她还有什么不舒服吗？她没头没脑地说："医生，你能美白吗？"把臧医生给问笑了。

都说"一白遮百丑"，东方女性大多希望皮肤自然白皙，但可能由于阳光暴晒、角质肥厚、肌肤缺水、肌肤缺氧、肌肤多油等原因，很多人都有皮肤暗沉的问题，不仅皮肤没有光泽和色彩，人也显得精神萎靡、老气横秋。其实，现在基本每个女孩子都用面膜，面膜使用方便，效果也比较显著，但市面上一些好的面膜通常价格也比较贵，想要长期坚持下去也不太实际。所以臧医生给云曦推荐了一款自制的面膜，取材方便，价格低廉，很适合女性朋友长期使用。

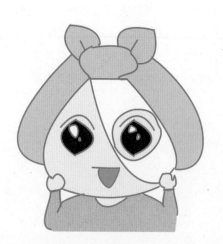

这款面膜就是柠檬牛奶面膜：将柠檬榨汁，加入牛奶、面粉，充分搅拌，混合均匀即可。使用时将牛奶柠檬糊均匀地涂抹在脸部，敷25分钟后洗净即可。

柠檬中的维生素能防止和消除皮肤色素沉着，起到美白作用；柠檬中的有机酸能与肌肤表面的碱性物中和，防止和清除肌肤中的色素沉淀，去除油脂污垢；柠檬中所含的维生素 C 和果酸具有抗菌、软化及清洁皮肤的作用，可深层洁净及增加脸部弹性。牛奶含有丰富的乳脂肪、维生素与矿物质，具天然保湿效果，且容易被皮肤所吸收，能防止肌肤干燥，并可修补干纹，还能发挥镇静安抚作用，有效地舒缓过敏的肌肤细胞。这款面膜可温和有效地洗净脸部毛孔废物，具有洁净和美白的效果。

听说彭云曦回去后坚持用柠檬牛奶面膜，过了两三个月，皮肤果然发生了很大变化，暗黄退了，肤色白多了，也细腻了不少，摸起来滑溜溜的，整个人的气色都好了很多。

说起来，睡眠不足、压力大、吸烟、洁面不彻底、紫外线等都会造成皮肤暗沉，因此美白是必需的。夏天气温高，皮肤很容易晒黑，可以多吃果蔬来补充水分和营养，达到美白效果，如番茄、黄瓜、草莓、樱桃、番石榴、豌豆、白萝卜、胡萝卜、笋、甘薯等；冬季空气水分低，皮肤容易干燥，可以在早上起床的时候，喝 500 毫升的白开水，搭配湿敷化妆水，达到密集补充的功效，将美白成分渗透底层，再进行后续的基础保养程序。

另外，要重视防晒，外出时一定要涂防晒霜，带好防晒伞；长期对着电脑的女性，用完电脑后应及时用清水洗脸；适度的有氧运动带动身体的新陈代谢，令肌肤红润有光泽；每周做去角质护理，促进血液循环和老废角质的去除；睡眠充足，以防出现肌肤暗沉、雀斑等。

最灵老偏方：柠檬牛奶面膜

● 准备柠檬 1 个，牛奶 15 毫升，面粉 16 克。将柠檬榨汁后加入牛奶、面粉，充分搅拌，混合均匀即可。使用时，将牛奶柠檬糊均匀地涂抹在脸部，敷 25 分钟后洗净即可。每周做 1~2 次。这款面膜可温和有效地洗净脸部毛孔废物，具有洁净和美白的效果。

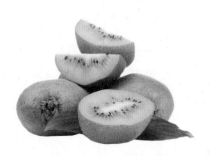
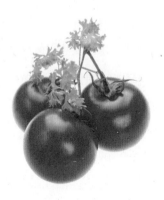

番茄奇异果汁

番茄 1 个，奇异果 1 个。将番茄和奇异果榨汁喝下。这两种果蔬含有丰富的维生素 C，具抗氧化成分，能美白皮肤。

芦荟美白面膜

准备 3 指宽 2 指长的面带斑点的芦荟叶去刺洗干净，一段 3 厘米长的黄瓜，1/4 鸡蛋清，2~3 克珍珠粉，适量的面粉（用于调稀稠）。将芦荟、黄瓜放入榨汁机榨汁后倒入小碗，然后放入鸡蛋清、珍珠粉、适量面粉调成糊，以不往下流淌为准。把脸洗干净，将调好的糊抹在脸上，干后洗净，拍上柔肤水、护肤品即可。每周 1~2 次。这个美白配方可同时做脸及手部美白，特别是暗疮皮肤，能有效去油腻，防止感染，使皮肤白皙细致。

蔬菜汁

将青椒、大黄瓜、1/4 苦瓜、西洋芹、青苹果等打成美容蔬菜汁来喝，这样的蔬菜汁里有足够的维生素 C，对于美白非常有效。

番茄面膜

番茄半个，蜂蜜适量。将番茄搅拌成番茄汁后加入适量蜂蜜搅至糊状，均匀涂于脸或手部，待约 15 分钟后洗去。建议每星期做 1~2 次。此方能深层清洁肌肤，收敛肌肤，有清洁、美白、镇定作用。

珍珠粉面膜

取 3 匙珍珠粉，1 颗碾碎的维生素 E 颗粒。再用纯净水调成糊状。敷面 20 分钟后，用纯净水洗干净即可。此方有美白去斑、控油去痘、去黑头等作用。

香蕉橄榄油面膜有奇效

每天早上，臧医生都会去附近的公园里活动活动，呼吸呼吸新鲜空气，因此也认识了很多锻炼的伙伴。一天，大家一边活动身体一边聊天，不知怎么说起朱大姐的女儿施华，都夸施华能干孝顺。朱大姐却连连叹息，说施华今年都30岁了，还没出嫁，成了她的心头病了。

臧医生也认得施华，从小就特别

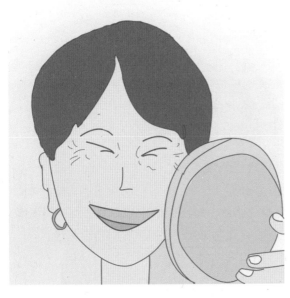

爱笑，老远就能听到她"咯咯咯"的笑声。施华长大后沉稳多了，也总是笑容满面的。人也能干，刚毕业的时候做前台，后来不停地进修学习，在工作上肯拼又努力，现在已经做到部门经理了。

朱大姐说："我这女儿啊，小时候就天天笑，天天笑，不知道是不是笑得太多了，20岁出头的时候眼角就有皱纹了。后来上班，别人看她挺光鲜，其实每天加班加点的，还要出去应酬客户，经常睡眠不足，压力大着呢。到现在还没结婚，可是眼角、嘴角都长皱纹了，可把我急死了！"

臧医生看朱大姐唉声叹气的，就说："其实也不用着急，到了一定的年纪长皱纹，是再正常不过了，缘分来了，自然就会出嫁的。不过我这还真有一个祛皱小偏方，你回去给施华试试。"

藏医生介绍的偏方就是香蕉橄榄油面膜：将香蕉去皮捣烂后，加半匙橄榄油，搅拌均匀后，涂在脸上，待15分钟后用温水洗掉。香蕉的油分与维生素成分能迅速渗入皮肤，润泽肌肤，尤其适合干性肌肤者使用；橄榄油是一种天然的抗氧化剂，可以帮助消除体内自由基，促进新陈代谢，有效地避免细胞老化带来的色斑、皱纹等现象。香蕉橄榄油面膜能深层净化肌肤，排出肌肤中的毒素，保持肌肤表面水油平衡，有效细化皱纹，淡化斑点，让肌肤变得白皙紧致。

朱大姐回家后依言行事。过了两个多星期，她在晨练时开心地告诉藏医生，施华用了香蕉橄榄油面膜，现在脸色红润，肤质也变得白皙有光泽。

无论是皱纹、鱼尾纹、细纹、眼尾纹，都是因为皮肤表皮层不均匀的塌陷引起的。皮肤不胜疲劳，就会在眼角、唇角、鼻窝亮出吓人的小皱纹，这时只有令皮肤接受最自然的滋润，祛皱才会有好的效果。平时可多吃富含硫酸软骨素的食物，软骨素主要存于鸡皮、鱼翅、鲑鱼头部等软骨内；多吃含核酸的食物，比如鱼、虾、动物肝脏、酵母、蘑菇、木耳、花粉等。此外，多喝酸奶对皮肤也有很好的滋润美容效果。

日常生活中要保持愉快的心情和足够的睡眠，养成良好的生活习惯；清洁也是防止皱纹产生的重中之重，可采用适合自己肤质的洁面产品清洁皮肤。

最灵老偏方：香蕉橄榄油面膜

- 香蕉1个，橄榄油半匙。将香蕉去皮捣烂后，加半匙橄榄油，一起放入碗中，搅拌均匀后，涂在脸上。待15分钟后用温水洗掉。每周2~3次。此面膜能深层净化肌肤，排出肌肤中的毒素，保持肌肤表面水油平衡，有效细化皱纹，淡化斑点，让肌肤变得白皙紧致。

更多调理方

枸杞酒

干枸杞 250 克，白酒 500 毫升。枸杞放入小口瓶内，加入白酒、密封瓶口，每日振摇 1 次，7 日后开始饮用，边饮边添白酒，每日晚餐或临卧前随时饮用。不会饮酒者，也可用葡萄酒。能有效滋润皮肤，提高细胞吸收能力，达到延缓衰老、养颜美容的功效。

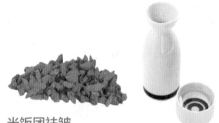

米饭团祛皱

家中香喷喷的米饭做好之后，挑些比较软的、温热又不会太烫的米饭揉成团，放在面部轻揉。此法能把皮肤毛孔内的油脂、污物吸出，直到米饭团变得油腻污黑后，便可用清水洗掉。此方可使皮肤呼吸通畅，减少皱纹。

猪蹄祛皱

老母猪蹄数只（若找不到可用一般猪蹄），洗净后煮成膏状，晚上睡觉时涂于脸部，第二天早晨再洗干净。坚持半个月会有明显的祛皱效果。

啤酒祛皱

饮用适量啤酒。啤酒酒精含量少，所含单宁、苦味酸有刺激食欲、帮助消化及清热的作用；啤酒中还含有大量的 B 族维生素、糖和蛋白质，可增强体质，减少面部皱纹。

鸡骨祛皱

把吃剩的鸡骨头洗净，和鸡皮放在一起煲汤。鸡皮及鸡的软骨中含大量的硫酸软骨素，是弹性纤维中最重要的成分，不仅营养丰富，常喝还能消除皱纹，使肌肤细腻。

枳实土瓜商陆方

枳实、土瓜根、商陆各等份。将 3 味药共研为细末，贮瓶备用。每日早晨用少许，如日常洗面。本方清热解毒，洁肤祛皱。

橘子蜂蜜

橘子 1 个，蜂蜜 1 匙，医用酒精少许。将橘子洗净，连皮一起捣烂放入碗中，加入蜂蜜及少许医用酒精，搅拌均匀后，放入冰箱 2~3 小时，取出即可使用。每天早晨和晚上涂抹在皱纹处，约 20 分钟后用清水洗去。这种方法不仅能祛除皱纹，还能润滑皮肤。

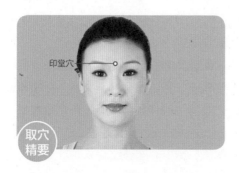

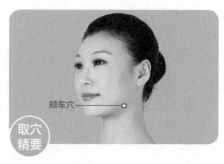

印堂穴： 清头明目，通鼻开窍。穴位位于前额部，当两眉头连线与前正中线的交点处。取定穴位时，患者可以采用正坐或仰卧姿势，取两眉头连线中点即是。

颊车穴： 祛风清热，开关通络。穴位位于头部下颌骨边角上，向鼻子斜方向约 1 厘米处的凹陷中。在面颊部，下颌角前上方约 1 横指（中指），按之有凹陷，咀嚼时隆起的部位。

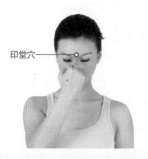

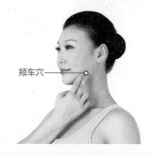

Step 1： 按摩印堂穴时，可正坐或仰卧或站立，中指置于穴位上，以指腹按揉穴位，每天早晚左右手轮流按摩穴位。

Step 2： 正坐或仰卧，伸出食指和中指，两指的指腹置于穴位上，即咬牙时咬肌隆起处，用力按揉，可左右同时按摩，也可单侧按摩。

①力度以出现酸胀痛的感觉为宜。
②时间为每天早晚各按摩 1 次，每次 1~3 分钟。

土豆燕麦面膜是"神器"

柳雪是邻居家的女儿，上了几年班后辞职开了个网店，每天对着电脑传照片、聊客户，售前咨询、发货、售后服务都是自己干，常常忙到深夜，没有下班，也没有休息日。虽说自由，赚的钱都是自己的，但是累也是真的。

时间长了，柳雪发现自己身体变差了，本来挺漂亮的眼睛还顶上了大大的黑眼圈，有时候要出门，化妆都

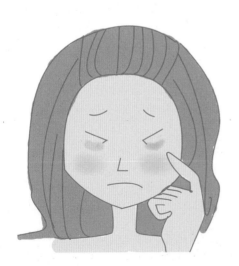

遮不住，整个人看起来很没精神。

有一天臧医生从外面回来，正好赶上柳雪出门，发现她皮肤苍白，眼圈乌黑，无精打采的。臧医生说："你这是几天没睡觉了？"柳雪哭丧着脸说："每天都感觉睡不够啊，我都变成熊猫了。臧伯伯，您看，您能救我吗？"

臧医生看她那可怜样子，也不忍心调侃她了，就说："你也不要紧张，黑眼圈不是大问题，但一定要调理好作息时间。你去买点土豆，可以用生土豆片敷敷眼睛，改善黑眼圈的状况；也可用熟土豆捣泥敷敷，能消除疲惫感。如果是油性皮肤，可以将熟土豆去皮捣烂后加入少量燕麦粉，混合后敷脸 15~20 分钟，然后再用温水洗掉，对改善黑眼圈很有效果的。"

中医认为，黑眼圈多因为肾气虚损、精气不足、脉络失畅，目失所养。长期性的熬夜、打麻将、过度地看电视、上网，尤其是长期的失眠，是导

致黑眼圈的直接因素。另外，如长期患病、消耗性疾病、恶性肿瘤等也会引起眼圈发黑，即表现为黑眼圈。

土豆可以补充水分，润泽皮肤，它的新鲜汁液具有消炎、收敛、镇定及淡斑作用，可以有效缓解黑眼圈和眼袋，帮助肌肤美白、减缓衰老、抗皱等；燕麦富含镁、维生素 B_1、磷、钾，也含有铁、锌、叶酸、泛酸和铜，可以改善血液循环，促进伤口愈合。土豆燕麦面膜对于黑眼圈的消除很有作用。

柳雪听了，马上去超市买了土豆、燕麦粉，回家准备了土豆燕麦面膜，并且晚上不再长时间熬夜，注意休息。一个星期后，黑眼圈就淡了很多。

因为眼部的皮肤是我们身体最娇嫩脆弱的地方，仅有其他皮肤的 1/10 厚，并且缺乏弹性纤维和脂肪，如果睡眠不足、熬夜喝酒、疲劳过度，使眼睑得不到充分休息，处于紧张收缩状态，下眼睑的血流量长时间增加，引起眼圈皮下组织静脉血管充盈，携氧量低，皮肤里隐藏着的细小的毛细血管血液流动时受到阻碍，或者皮下的黑色素沉淀，就会在皮肤滞留下黯黑的阴影。

要解决黑眼圈的烦恼，就需要从保养到平常生活饮食等习惯的改变来彻底击退它：尽可能缓解压力；保证充足的睡眠；调节饮食，少食多餐，多食易消化吸收的蛋白质，如蛋类、鱼类等，少食辛辣刺激性食物。

最灵老偏方：土豆燕麦面膜

- 准备土豆 1 个，燕麦粉少量。将熟土豆去皮捣烂后加入少量燕麦粉，混合后敷脸 15~20 分钟，适用于油性皮肤的黑眼圈；如果想让干性皮肤柔软、富有弹性的话，则可以将熟土豆去皮捣烂，加入 1 匙酸奶，涂敷面部 10~15 分钟。每天 1 次，1 周见效。

更多调理方

苹果敷眼

将苹果切片，紧闭眼睛放在眼袋位置，等待 15 分钟，用浸了水的棉花球轻拭眼睛。可减少黑眼圈出现。

茶叶包敷眼

把泡过的茶叶包滤干，放在冰箱中片刻，取出敷眼。记住一定要滤干，否则茶叶的颜色反而会让黑眼圈更加明显。滤干的茶叶包可淡化黑色素，去除黑眼圈。

马蹄莲藕汁

马蹄、莲藕各适量。洗净马蹄、莲藕，马蹄刮皮，然后将莲藕、马蹄切碎，放入榨汁机，再加 2 杯水搅拌。将水滤渣，然后敷眼 10 分钟。也可以饮用，双管齐下。临睡前敷效果最好，可以降低出黑眼圈的概率。

鸡蛋热力按摩法

鸡蛋 1 个。将鸡蛋煮熟，去壳，用毛巾包住。闭上眼睛，在眼部四周滚动，每边约 10 次。热力加按摩，可增加眼部血液循环，加上鸡蛋的作用，有散瘀功效，可去除黑眼圈。

蜂引敷眼

蜂粉 1 匙，蜂皇浆 1 匙。混合后在黑眼圈位置薄薄地敷上一层，1 小时后用清水洗去，每天敷 1 次，1 周见效。此方有促进新陈代谢功效，对祛黑眼圈有特效。

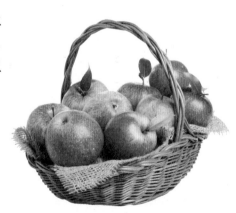

甘油醋助你面容水嫩又年轻

一般来讲，皮肤干燥是指皮肤缺乏水分令人感觉不适的现象，症状主要有皮肤发紧、个别部位干燥脱皮、洗澡过后全身发痒等。年龄增长、气候变化、睡眠不足、过度疲劳、洗澡水过热、洗涤用品碱性强等都是导致皮肤干燥的重要原因。

有一年春节，很多亲戚朋友来臧医生家里拜年，蒋航也在其中。那年她刚读大一，正是青春活泼的年纪，性格也很开朗，和长辈同辈都谈笑风生，相处融洽。只是看她皮肤干燥，还不时地舔嘴唇，臧医生就问她是不是去北方读大学气候不适应。

蒋航说，她一到秋冬季节就容易皮肤干燥，以前还不是很严重，今年去北方城市上学，那里的冬天更干燥，她老是觉得皮肤发紧，特别是脸上皮肤特别干，额头和嘴角还会脱皮，摸起来干巴巴的，很粗糙，以前用的护肤品好像都没效了。这都回来一段日子了，还没恢复呢。

蒋航不停地瞪眼睛、噘嘴巴，一边还说："脸特别干，表情都不灵活了。"把大家都逗笑了。臧医生说："冬天天气干燥，保湿很重要。我给你推荐一个小偏方，效果不错，你回去可以尝试一下。"蒋航眼睛一亮："什么偏方？麻烦不麻烦？"

臧医生笑了，告诉她一点都不麻烦。就是将醋与甘油以 5 ∶ 1 的比例，混合涂抹于面部，每日坚持，容颜就会变得细嫩。

秋冬季节，人体的皮脂、水分分泌会逐渐减少，皮肤明显变得干燥。甘油强大的保水性有助于身体保存更多的水分；醋能散瘀解毒，治黄疸、瘙痒等，用加醋的水洗皮肤，能使皮肤吸收到一些十分需要的营养素，从而起到松软皮肤、增强皮肤活力的作用。皮肤粗糙者，每日坚持用甘油醋，容颜就会变得细嫩，皱纹减少，有美容之效。

蒋航当天回家后就配制了甘油醋抹脸，用了几天皮肤就滋润多了，也不脱皮了，寒假过完，蒋航也带了一些甘油醋回学校，坚持使用，皮肤再也没有干燥脱皮过，安然地度过了冬天。

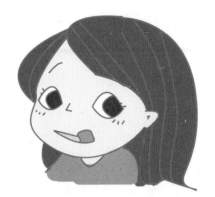

在日常生活中，女性要做好保健工作。天冷的时候，用热水清洁完面部，应再用凉水泼脸，以收缩毛孔；天热的时候，还可适当加些冰块。不过如果一直习惯用热水洗脸，就应循序渐进，逐渐降低水温，冰块也不宜加多，否则会对脆弱的毛细血管造成伤害，令脸上出现难看的"高原脸"。

秋冬季节天气严重干燥，气温下降，皮肤的新陈代谢对气候的变化还没完全适应，使皮肤的汗腺分泌减少，显得很干燥。可选择保湿效果好、滋润作用强的护肤品，使皮肤得到充分的滋养和维护；注意防晒；保持充足的睡眠，摄入合理的营养，坚持按摩脸部，促进面部的血液循环。

另外，要养成喝水的习惯，每天至少要喝 8 大杯水，补充体内水分流失；合理的饮食结构可以改善人的体质，帮助延缓衰老；由于人的体液呈现弱碱性，多摄入蔬菜、瓜果、豆制品等，也可以使皮肤细腻光滑。

最灵老偏方：甘油醋

- 将醋与甘油以 5：1 的比例，混合涂抹于面部。甘油强大的保水性有助于身体保存更多的水分，醋能松软皮肤，增强皮肤活力。每日坚持用甘油醋，容颜就会变得细嫩，有美容之效。

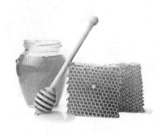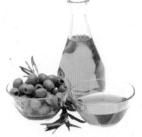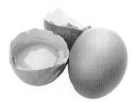

蜂蜜鸡蛋橄榄油面膜

蜂蜜 100 克，鸡蛋 1 个，两者搅拌均匀，慢慢加入少许橄榄油或麻油，再放 2~3 滴香水，彻底拌匀后放在冰箱中保存。使用时，将此混合剂涂在面部，10 分钟后用温水洗去。此面膜可补充肌肤所需的水分和养分，使肌肤清洁、润白。

茉莉花清爽液

取未全开的茉莉花朵浸入冷开水中，密封静置数日后，兑入少许医用酒精即成。洗脸后拍在脸上，可收缩毛孔，清爽肌肤。

柠檬面膜

将 1 个鲜柠檬榨汁后加一倍水，再加入 3 大匙面粉调成糊状，随后敷在脸上，15~20 分钟后取下；或将 1 个鲜柠檬切片直接贴于面部，15~20 分钟后取下，洗净脸部。本方保湿、收紧毛孔的作用很明显。

啤酒面膜

取 1 只干净的小碗，倒入啤酒；将药用棉纱浸入啤酒约 3 分钟，取出棉纱，微拧，敷在脸上，让脸部肌肤得到彻底放松，敷大约半小时。如果棉纱中的水分被吸干，可以再浸泡后再敷。取下棉纱后，皮肤变得紧致柔润，毛孔也会缩小。

笋烧海参

水发海参 200 克切长条，鲜笋或水发笋 100 克切片，两者同入砂锅，加瘦肉一起煨熟；加入适量盐、味精、糖、酒，勾芡后食用。海参滋阴养血，竹笋清内热，综合生效使皮肤细腻光润。

蜂蜜醋水

蜂蜜和醋各 1~2 匙。温开水冲服，每日 2~3 次，按时服用。长期坚持，能使粗糙的皮肤变得细嫩润泽。

淘米水帮你去除面部油腻

有一年夏天臧医生坐火车去外地出差，遇到对面铺的一个女孩罗玲，特别热情大方，一个劲地把她的水果和零食给臧医生吃。零食臧医生是吃不动，就和她聊聊天，打发打发时间。臧医生看她说一会儿话，就拿面纸擦脸，不过很快鼻子就又泛油光了，就问她："油性皮肤啊？"

罗玲话匣子一下打开了，可劲倒起苦水来："可不是吗？特别油！每天要洗三次脸，不用抹护肤品的，一会儿就冒油了，毛孔也粗。特别是夏天，我天天都得带着吸油面纸，也不敢化妆，一会儿就花了。现在还好，上学的时候那些调皮的同学都叫我'油田'，说我们家炒菜不买油，直接从我脸上盛……我这都是一部血泪史啊！"

臧医生忍不住笑了，对她说："巧了，我刚好有个偏方，不花钱就能去油，效果还不错，你回去以后可以试试。"罗玲又惊喜又怀疑："是

真的吗？是什么偏方啊？"

臧医生告诉她，这个偏方就是我们每天煮饭时洗出来的淘米水。大米经过搓洗后留下第二次洗米水，经过沉淀后，取乳白色状的洗米水，加入约洗米水 1.5 倍的温水即可。只要每天早晚各 1 次，用洗米水洗脸，就能起到控油美肤的作用。

大米的表面（头次淘米水中）含有钾，第一次淘米的水呈弱酸性，而第二次淘米的水则呈弱碱性，很适合用于面部弱酸性环境的清洁。白米中含有可溶于水的"水溶性维生素"及

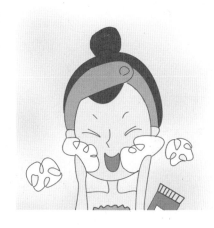

"矿物质",这些矿物质会残留在淘米水中。所以每天淘米的时候留下第二次淘米的水让它慢慢地澄清,再取上面的清水部分来洗脸,脸色可以变白和细腻,最合适油性肌肤朋友使用,洗脸后不再有过分的油亮。

罗玲回去后真的准备了淘米水洗脸,洗完之后觉得脸不油了,也不紧绷,水润水润的。

夏天由于温度的升高,毛孔扩大,皮脂腺的工作速度加快,油脂的分泌量不断增加,可以说除了干性肌肤之外,中性或混合性肌肤、油性肌肤、特油性肌肤都难逃冒油、掉妆、泛油光的恶运。很多女性为了祛除面部油腻,就使劲地对脸部进行控油,其实这是错误的做法。脸上油多很大一部分原因是因为面部肌肤缺水,导致水油不平衡而引起的,所以面部去油最重要的还是先补水,水分充足了才能保持水油平衡。平时要多喝水,可适当使用补水面膜等补水产品。

面部容易出油的女性,还要注意洗脸的方法:用冷水配以油性皮肤专用的洗面乳洗T形区部位(额头、鼻梁到下巴),冲洗时自然会带到其他部位,不必特别按摩脸颊,因为那会让脸颊变得干燥,只需轻轻把灰尘、油脂带走,在1分钟内冲水。除了日常脸部彻底清洁外,做去除角质及敷面的工作非常重要,同时收敛毛孔也是每日要点,这样做不仅可清除油脂,还可抑制油脂。

饮食上,多吃新鲜的蔬菜和水果,维持表皮细胞的正常代谢,减轻毛囊口的过度角化,促进脂类的代谢;少吃含脂肪高的食品、糖类食品等。

最灵老偏方:淘米水

- 大米经过搓洗后留下第二次洗米水备用,将留下的洗米水经过沉淀后,取乳白色状的洗米水,加入约洗米水1.5倍的温水洗脸即可。这种淘米水最合适油性肌肤朋友使用。

更多调理方

绿茶爽肤水

泡一壶茶待 15 分钟，等茶的颜色明显泡出时，将茶渣倒入装有水的洗面盆中。然后用茶叶和水，轻轻拍打面部皮肤，反复清洗几次。整个脸部以茶叶清洗完后，要以清水再洗面部 1 次。能清除面部的油腻，收敛毛孔，具有抗皮肤老化、减少日光中的紫外线辐射对皮肤的损伤等功效。

陈皮薄荷茶

陈皮或者橘子皮（晒干）5 克，新鲜薄荷叶 5~8 片。泡水频服。适用于湿热体质皮肤油腻。

柠檬皮爽肤水

柠檬 1 个，伏特加 1 小杯，蒸馏水 1 茶杯，甘油 1 匙。将柠檬皮切成细末，浸泡在伏特加酒中约半日，加蒸馏水和甘油到浸过柠檬皮的酒中，摇晃至均匀即可。存放在冰箱中，洗脸后，蘸柠檬皮爽肤水轻轻拍打脸部。本方能保湿并使皮肤充满弹性，还能收敛毛孔和有效控油，特别适合油性肌肤者使用。

麦片蛋白面膜

麦片 1/2 碗，蛋清 1 个，柠檬汁 1 匙，苹果 1/2 个（捣碎）。将所有材料混合成平滑膏状，然后敷在脸上约 15 分钟后冲水洗净。可美白滋润，清除油腻。

二皮草仁汤

炖肉、煲汤时加入桂皮 5 克，草果 2~3 枚，陈皮 10 克，砂仁 7~8 枚。可化湿消食，温暖脾胃，适用于湿寒体质皮肤油腻者使用。

香蕉牛奶

将香蕉捣碎，加入牛奶，调匀后涂在脸上，20 分钟后洗净。常用可以使皮肤细腻光滑、不油腻。

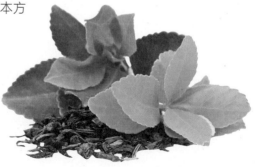

用鸡蛋就能消灭草莓鼻

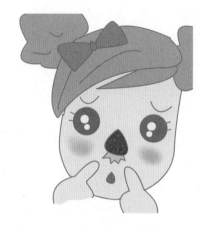

老赵是臧医生多年的好友，没事的时候臧医生经常去他家串门。有一次臧医生和老赵正在闲聊，老赵的儿子小赵也蹭过来坐在旁边听，这可是稀奇事，以前小赵可是对他们的话题没有一点兴趣，说他们是老古董。

臧医生打趣他说："今天太阳从西边出来了吗？"小赵讪讪地说："臧叔叔，我这不是有求于您吗？您说，鼻子上长黑头怎么办啊？"臧医生看了他半天说："你没长黑头啊。"小赵说："不是我，是我女朋友甜甜。我女朋友可漂亮了，皮肤白白嫩嫩的，就是鼻子上有黑头，我有一回盯着她鼻子多看了一会儿，她就着急了，说我嫌弃她。我真没那意思，但是现在她一心对付黑头，好几天不见我了。"

臧医生笑笑，对小赵说："别着急，我这里还真有一个偏方，叫你女朋友试试。"小赵赶紧拉着臧医生问什么偏方，怎么用。

这个偏方就是鸡蛋清：取一只新鲜鸡蛋，使蛋黄蛋清分开，将干净的化妆棉放在鸡蛋清里浸泡，稍微沥干敷在有黑头部位，10~15 分钟之后将化妆棉小心撕下即可。

黑头的出现一般和皮脂的分泌过度导致的毛孔堵塞有关。鸡蛋清含有丰富的蛋白质和少量醋酸和溶菌酶，蛋白质可以增强皮肤的润滑作用，醋酸可以保护皮肤的微酸性，溶菌酶能杀灭细菌，两者共同避免皮肤遭受细菌感染。因此鸡蛋清不但可以使皮肤变白，而且能使皮肤细嫩、去除死皮，还具有清热解毒和增强皮肤免疫功能的作用。

小赵记下之后，迫不及待地打电话告诉了甜甜。过了两个星期，小赵兴奋地告诉臧医生，甜甜的黑头真的渐渐消失了，毛孔也小了，并且皮肤也比以前光滑了。

俗话说"物无美恶，过则为灾"。如果说痘痘是活火山，那么黑头就是死火山，虽然危险性不足以引起特别关注，但它的确是肌肤的大敌。有些女生看到自己的鼻头上布满了黑头，二话不说就开始动手挤，这个方法实在不可取。因为我们的手指布满了大大小小的细菌，在挤黑头的过程中，很容易将细菌带进毛孔中，引起毛孔炎症，最后黑头没解决，毛孔却越来越大，一发不可收拾。

黑头主要是由皮脂、细胞屑和细菌组成的一种"栓"样物，堵塞在毛囊开口处而形成的。加上空气中的尘埃、污垢和氧化作用，使其接触空气的一头逐渐变黑，通常出现在额头、鼻子等T形区部位。因此一定要定期处理毛孔内的垃圾，防止毛孔堵塞；不要使用含有动物油、矿物油的保养品，更不要用一罐营养霜或乳液搽全脸，因为大部分有粉刺的人T形区部位较油，可以选择较清爽或是有抑制油脂分泌的保养品来针对T形区部位。

另外，日常饮食应以"少油、少糖、少热量、少刺激"为主要原则，少吃油炸食品、奶油糕点、坚果类、巧克力等；做好防晒工作；坚持良好的生活习惯，不要过度节食，也不要暴饮暴食；保持良好的睡眠。

最灵老偏方：鸡蛋清

- 准备新鲜鸡蛋1个。先蒸面5分钟，然后取鸡蛋，使蛋黄蛋清分开，留住蛋清备用，将干净的化妆棉放在装有鸡蛋清的小碗里浸泡，取出后稍微沥干敷在有黑头部位，10~15分钟之后将化妆棉小心撕下。可以使皮肤变白、细嫩，去除黑头。

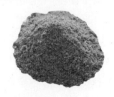 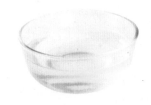 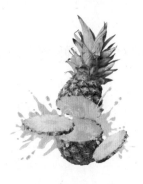

更多调理方

菠萝海藻面膜

菠萝2片,海藻粉1大匙,甘油1小匙。菠萝去皮,榨出菠萝汁。海藻粉里加入矿泉水搅拌后,再放入菠萝汁和甘油,即可敷于黑头部位。能够去除毛孔内堆积的污物,达到毛孔通畅、去除黑头的目的。

番茄玫瑰饮

番茄去皮、籽,黄瓜洗净,鲜玫瑰花适量。将它们碾碎后过滤,加入柠檬汁、蜂蜜,每日饮用。番茄、黄瓜富含谷胱甘肽和维生素C,能促进皮肤代谢,使沉着的色素减退,从而使肌肤细腻白嫩。

栗子炖白菜

栗子200克,去壳切成两半,鸭汤适量,煨栗熟透,再加白菜200克及调味料适量,炖熟即可。栗子健脾肾,白菜补阴润燥,常食可改善阴虚所致的面色黑黄,并可以消除皮肤黑斑和黑头。

香蕉奶糊

香蕉6根,鲜奶250毫升,麦片200克,葡萄干100克。入锅用文火煮好,再加点儿蜂蜜调味,早晚各吃100克。常食能润肤祛皱、祛黑头。

醋泡黄豆

取新鲜黄豆250克,以醋浸泡15日后,每日取10粒左右嚼食。醋豆含有磷脂及多种氨基酸,能促进皮肤细胞的新陈代谢,可使皮肤柔嫩,色素变淡。

蜂蜜洗面奶

蜂蜜1瓶。每天洗脸时,倒一点儿蜂蜜出来同洗面奶混合好,抹脸上一起洗。每晚坚持,不仅可以去掉黑头,还能让皮肤更白嫩、细滑。

小苏打水

少量小苏打,以1:10的比例加入纯净水溶解,然后取化妆棉浸泡,取出拧干,然后贴在黑头处,15分钟后取下,再做一次清洁工作就完成了。小苏打是碱性的,油脂是酸性的,二者酸碱中和,黑头、粉刺就会被软化,轻松清除。

茯苓消斑汤助你重返无瑕肌

黄褐斑是常见的色素沉着性皮肤病，常在面部两侧颧骨部呈蝶形的淡黄、黄褐或淡黑色斑，无炎症，常伴有月经不调等症。

周丹是个单亲妈妈，孩子3岁。当年怀孕的时候，周丹就开始长黄褐斑，当时以为等孩子生下来黄褐斑就退了，也没太在意。后来离婚，周丹一个人带孩子，打了好几份工，再也没心思管脸上长不长黄褐斑了。长期的辛苦生活，让周丹睡眠不足，月经也不正常，气色越来越不好。

后来有亲戚给周丹安排相亲，周丹对男方很满意，但是对方却很犹豫，说周丹哪里都好，就是年纪轻轻的就长黄褐斑，显老。周丹听到亲戚的反馈后，很受打击，认真地照了照镜子，果然发现曾经的青春靓丽一去不返，如今自己的脸已经没法看了。

周丹来到诊室的时候说，她已经试过各种祛斑霜了，都没有效果，问臧医生中医能不能调理好。臧医生告诉她，黄褐斑是一种后天性黑色素沉着过度性皮肤病，患者常有肝郁、肝热与血瘀症状，有的病人则表现为脾胃虚寒证，或肾阳虚寒。通俗讲，是由于经脉不通，导致瘀血内停，阻滞不畅，心血不能到达皮肤颜面，营养肌肤，而皮肤中的代谢垃圾、有害物质和黑色素就不能随着人体的正常代谢排出去，逐渐积累就形成了斑。

臧医生给周丹推荐了一个调理方：茯苓消斑汤。将白茯苓、白僵蚕、白菊花、丝瓜络各10克，珍珠母20克，玫瑰花3朵，红枣10个，同置

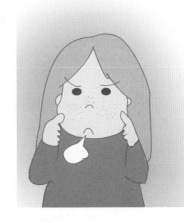

锅中，加适量清水煎取汁，饭后服用，每日1剂，7~10天为1个疗程。

这个汤品中，白茯苓渗湿利水、健脾和胃、宁心安神，可用于脾虚食少、心悸不安、失眠健忘，为补肺脾、治气虚之辅佐药；白僵蚕祛风解痉、化痰散结，去皮肤间诸风，含有氨基酸和活性丝光素，有营养皮肤和美容作用，可增白防晒，消除色素沉着，保持皮肤弹性。连续使用有健脾消斑、祛风通络的功效。

色斑一般由内在因素和外在因素共同作用而生成。比如大气污染、平时外出不注意防晒隔离、经常面对电脑辐射、工作压力大、情绪波动大、饮食不规律、喜欢熬夜等；在外界因素的刺激下，再加上身体代谢功能减退，体内的毒素垃圾不能及时排出去，久而久之，导致皮肤的代谢紊乱，黑色素沉着，就会长黄褐斑。

日常生活中，黄褐斑患者应多注意保持舒畅的心情，勤洗脸，保证充足的睡眠；经常摄入富含维生素C的食物，如柑橘类水果、番茄、青辣椒、山楂、鲜枣、猕猴桃、新鲜绿叶菜等；尽量少吃酱油、牛肉、酱菜、虾、蟹等食品；还要多喝开水，少喝酒及咖啡；另外，夏天时，还要做好防晒工作，避免日晒刺激皮肤，以免加重黄褐斑病情。

最灵老偏方：茯苓消斑汤

- 准备白茯苓、白僵蚕、白菊花、丝瓜络各10克，珍珠母20克，玫瑰花3朵，红枣10个。将以上材料同置锅中，加适量清水煎取汁，饭后服用，每天1剂，7~10天1个疗程。本方有健脾消斑、祛风通络的功效。

更多调理方

胡萝卜汁

将鲜胡萝卜研碎挤汁，取 10~30 毫升，每日早晚洗完脸后，用鲜汁拍脸，待干后用涂有植物油的手轻拍面部。此外，每日喝 1 杯胡萝卜汁也有祛斑的作用。因为胡萝卜中含有丰富的胡萝卜素，胡萝卜素在体内可转化为维生素 A，具有润滑、强健皮肤的作用，并可防治皮肤粗糙及雀斑。

怀山药薏米猪肾粥

怀山药 60 克，薏米 30 克，猪肾 1 具，粳米 100 克。将猪肾剖开去臊筋，切碎。怀山药切成小块，同薏米、粳米、猪肾加清水煮粥，熟时加上少许盐、味精调味食用。每日 1~2 次。适宜肾虚型黄褐斑患者食用。

双白汁

白鲜皮 10 克，白蒺藜、当归各 12 克，山楂 15 克。加水 500 毫升水煎煮 20 分钟后，将药液倒出，再加水 300 毫升继续煎煮 15 分钟，然后将药液倒出，和第一次倒出的药液混合后分 3 次服。然后再向药渣中加入清水 1000 毫升，煎 10 分钟后将药液倒出。等药液温度合适后，用其洗脸，每日 1 次。本方有清热燥湿、舒肝解郁、祛风止痒之效，适用于长期压力大、心情不畅、气机郁滞所致的皮肤问题。

雪梨甘蔗汁：

雪梨 100 克，甘蔗 200 克，葡萄 3300 克，蜂蜜 100 克。将雪梨、甘蔗、葡萄洗净搅汁去渣，与蜂蜜混合装瓶备用。早晚各 10 毫升。本方可祛斑增白，适用于皮肤色斑沉着、黄褐斑。

八宝粥

薏米 10 克，芡实 12 克，怀山药 25 克，赤小豆 15 克，莲子 15 克，扁豆 10 克，红枣 10 个，粳米 100 克。加清水煮成稀粥，熟时加适量白糖调匀，再煮片刻，即可服用。此方适宜脾虚血瘀型黄褐斑患者食用。

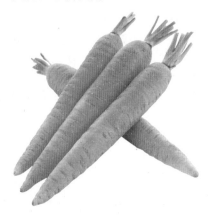

美容法宝这边看——袋茶眼贴

都说眼睛是心灵的窗户，我们与人对话时，眼神的交流必不可少，如果挂着一副大眼袋，不仅没精神，还容易显老。臧医生有一个病人鲁楠，30多岁，以前有点头疼脑热的都是找他来看。最近鲁楠的老公身体有点不舒服，她带着来到臧医生那里看病。臧医生看她眼睛水肿，眼袋突出，憔悴了很多，跟上次见到时大不一样。看完她老公的病，就安慰她说没什么大碍，慢慢调养就会好了，不要太焦虑，把自己也熬垮了。

鲁楠不好意思地冲臧医生笑笑，说："臧大夫，让您笑话了。都说红颜易老，以前不觉得，过了30岁就明白了，真是一天不如一天，我老早就觉得眼睛特别容易累，睡不好就发涩，没精神。最近担心他身体，没有休息好，这不，眼袋一天比一天大了，一下子老了好几岁。"

臧医生点点头，眼袋往往是由于睡眠不足，或者是晚上喝水多，导致身体上面最为薄弱的肌肤出现水肿，就形成了眼袋。另外，随着年纪增加，眼下皮肤中的脂肪堆积，并下拉移位形成眼袋，这属于脂肪性眼袋，是眼部肌肤老化的现象之一。若得不到及时处理，脂肪持续积累形成大眼袋，不仅让我们看起来苍老，还会撑松我们的皮肤，造成皮肤松弛。

臧医生告诉鲁楠，如果眼袋大，可用袋茶和眼贴救急。袋茶中含有茶酚类、芳香油化合物、糖类、多种氨基酸、维生素、矿物质及果胶等400多种丰富的化学成分，是天然的美容法宝；防皱或祛皱型眼贴有的含有优质温泉水，有的含有特效中草药，具有一定的对抗眼周皮肤衰老的功效。

具体方法是：睡前洁面，先将饮过的袋茶（任何茶叶均可）浸于冷水中10分钟，再将其分别敷于双眼（经期不宜使用），5分钟取下；使用抗皱型眼贴，15分钟后取下睡觉。加上充足的睡眠，第二天醒来后眼袋会变小。

表面看来，眼袋的产生是因为局部的血液、淋巴循环发生障碍，毛细血管、淋巴管的通透性增加，大量血浆、淋巴液进入组织间隙而致。然而，这些都与脾胃功能有着密切的关系。特别是脾脏功能的好坏，直接影响到人体营养物质与水的代谢。若从经络关系来看，眼袋发生的位置恰恰位于足阳明胃经的起始处，与脾胃的联系就更加紧密了。因此，消除眼袋不仅仅要从外出发，也要注重从内调理。

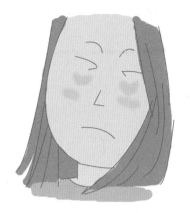

首先，要养成良好的生活习惯，就是要保证良好的作息时间，保证每天要有8小时的睡眠，充足的睡眠能够让我们的身体变得更加健康，增加身体的免疫力，使眼袋消失；另外，适当的按摩亦能让眼袋变小。洁面后，可先在眼睛四周点上薄薄的一层眼霜或眼部精华，然后按内眼角、上眼皮、眼尾、外眼角的顺序轻轻按摩，直至肌肤完全吸收。

在日常饮食中，多食苹果生鱼汤，可治疗因脾虚、气血不足、水肿、头晕、失眠而致的黑眼圈、眼袋；另外，像赤小豆、冬瓜、薏米等能排出体内多余水分、消除水肿，此类食物也宜多食。

最灵老偏方：袋茶、眼贴

- 晚间洁面后，先将饮过的袋茶（任何茶叶均可）浸于冷水中10分钟，再将其分别敷于双眼（经期不宜使用），5分钟后取下；使用抗皱型眼贴，15分钟后取下。第二天眼袋就会变小，具有一定的对抗眼周皮肤衰老的功效。

黄春菊水

干黄春菊花 10 克。将黄春菊花（有柄的）放入大杯中，倒满热水，放置冷却，然后过滤至消毒过的广口瓶中并放入冰箱制冷。使用时，先将棉绒垫在凉茶中浸湿，挤干水分，然后贴在眼睛上 15~20 分钟（使用棉绒垫而不是海绵球，前者在眼部的覆盖面更广）。用指尖沿颧骨轻轻按压，有助于进一步发挥消肿作用。

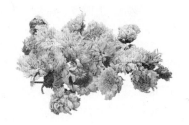

苹果生鱼汤

苹果约 500 克，生鱼约 150 克，生姜 2 片，红枣 10 个，盐少许。生鱼去鳞、去鳃，用清水冲净鱼身、抹干。用姜落油锅煎至鱼身成微黄色；苹果、生姜、红枣洗干净后，苹果去皮去蒂，切成块状，生姜去皮切片，红枣去核。瓦煲内加入适量清水，用大火煮滚。然后加入全部材料，改用中火继续煲 2 小时左右，加入盐调味，即可饮用。

每日 2 次，早晚饮用。可预防黑眼圈的出现，防止眼下出现眼袋。

盐水药棉热敷

在 1 杯热水中放 1 匙盐，闭上双眼，将盐水药棉热敷于眼袋上。反复多次，数日后可发现眼袋逐渐缩小以至消失不见。

枸杞猪肝汤

枸杞 50 克，猪肝 400 克，生姜 2 片，盐少许。猪肝、生姜分别用清水洗干净。猪肝切片，生姜去皮切 2 片。先将枸杞、生姜加适量清水，大火煮 30 分钟左右，改用中火煮 45 分钟左右，再放入猪肝。待猪肝熟透，加盐调味即可。早晚各 1 次。此方补虚益精，清热祛风，益血明目，预防肝肾亏虚所引起的眼袋。

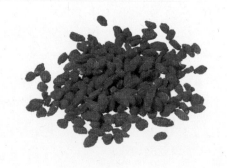

首乌红枣粥，益气又润泽

休息日，臧医生约老朋友去喝茶。谈笑了一会儿，臧医生看老朋友眉头皱着像有什么心事，就问他怎么了。他叹着气说："还不是我那宝贝女儿，刚和她吵了一架，太不听话了！""琪琪？我记得她很乖啊。小时候头发黄黄的，我叫她黄毛丫头，她还不乐意呢。"

朋友说："还真是这头发的事儿。琪琪长大后头发倒是不黄了，还挺顺溜，再加上长得好看，个子又高，就跑去做模特了。天天在外面跑，日夜颠倒的。我看过她给我发的照片，穿得奇形怪状的，那头发跟爆炸了似的，我说这也太难看了吧？她说这发型得做好几小时呢，是艺术。别人'艺术'还不够，她自己也老是捯饬她那头发，这几天是红的，过几天又是黄的，一会波浪卷，一会又拉直了。这段时间琪琪工作比较少，回家休息。我看她那头发，枯黄枯黄的，跟烧焦了一样，一点光泽都没有。在家半天，沙发上、地上、卫生间到处都是她的长头发。我说这工作不靠谱，作息没规律，对身体不好，不要做了。琪琪不听，说现在年轻，多体验体验。你说，这年纪轻轻的，头发都这样了，瘦得皮包骨，还体验？再体验下去身体都搞垮了。"

臧医生安慰了他好久，说年轻人有自己的主见，他们只能提建议，不能太干涉。他无奈地点点头："那还不是心疼她嘛！"臧医生看他郁郁不乐的，就给他介绍了一个养护头发的小偏方，工作的事儿慢慢来，先把身体养好了。

这个小偏方就是首乌红枣粥。中医说"发为血之余，血亏则发枯"，头发枯黄掉落一般是肾阴虚引起的。头发的营养来源于气血，气血足则精气足，气血的生机根本在肾，肾精生化气血，肾气充沛的人头发茂密有光泽，肾气不足的人则头发容易干枯、脱落。

首乌养血滋阴、祛风解毒，具有补肝肾、益精血、乌须发功效，可治疗血虚头昏目眩、肝肾阴虚之腰膝酸软、须发早白、耳鸣等；红枣能补中益气、养血生津、滋润气血，可治疗身体虚弱、脾胃不和、贫血消瘦等。二者熬粥食用可以长精神、益气血、黑发生发。

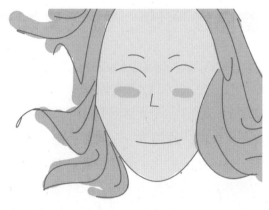

另外，臧医生叮嘱朋友告诉琪琪，以后最好不要频繁染烫头发；少吃辛辣、刺激性食物，可多吃黑芝麻、桑葚、墨鱼等；要睡眠充足，不要熬夜，养足肝血；经常锻炼身体，多做运动，使全身气血运行顺畅。

过了 1 个多月，朋友跟我说，琪琪的头发有光泽多了，也不怎么掉了。琪琪也已经慢慢减少工作量，开始进行规律的生活，好好爱护身体了。

最灵老偏方：首乌红枣粥

- 首乌 60 克，粳米 60 克，红枣 10 个（去核）。将首乌、粳米、红枣洗净放入锅内，加清水适量，武火煮沸后，文火煲成粥，放入红糖煲沸即成，随意食用。每天 1~2 次，7 天为 1 个疗程。此方补气血、益肝肾、黑须发、养容颜，用于面色无华、未老先衰、肌肤干、形容憔悴、颜发早白者。

更多调理方

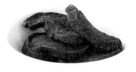 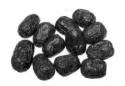 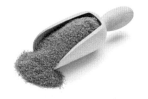

仙人粥

何首乌 30~60 克，红枣 5 个，红糖 10 克，粳米 60 克。先将何首乌放入砂锅内，煎取汁液，去渣后放入淘洗干净的粳米、红枣，加水适量煮粥，粥熟后加入红糖即成。每天 1 剂，分 2 次食用，连食 7~10 天为 1 个疗程，间隔 5 天再进行下 1 个疗程。此方可养血益肝、固精补肾、乌须黑发，适用于须发早白和头发枯黄的人。

红颜酒

核桃仁 120 克，红枣 120 克，杏仁 30 克，白蜜 100 克，酥油 70 克，白酒 1000 毫升。将杏仁、核桃仁、红枣共捣碎备用，将白蜜、酥油熔化后同杏仁、核桃仁、红枣一起放入白酒中浸泡 7 天，滤取酒液，装入瓶中备用。早晚空腹饮 2~3 小盅。10~20 天为 1 个疗程。此方可补肾，乌须发，悦颜色，适用于治疗气血亏虚所致白发、面容憔悴。

首乌菊花茶

何首乌 40 克，枸杞 20 克，野菊花 40 克，大红枣 100 克，冰糖 20 克，生地 20 克。用开水冲好，每天代替茶水饮用。长期坚持，可以乌黑头发。

黑豆白果

黑豆 250 克，白果 30 粒，研碎炒熟，黑芝麻 100 克，何首乌 150 克炒熟，四味混合后放入瓶中，每天早饭后服用 30 克。有乌须黑发以及延年益寿的功效。

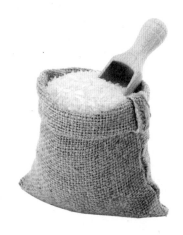

山楂冬瓜汤助你快速塑身

现在生活水平高，胖人越来越多了。但是对女性来说，肥胖不仅影响形体美，还会给生活带来很多不便。臧医生曾经接诊过一位病人，叫心心，五官挺好看的，皮肤也很好，就是胖了点，她说她朋友吃减肥药减肥，有很大不良反应，她想要健康点的中医减肥法。

据心心说，她从小就是个吃货，胃口特别好，上大学前体重还基本正常。上了大学之后，父母担心她吃不好，隔段时间就给她寄一大包零食。心心又懒，下了课就呆在宿舍看连续剧，吃零食，运动量几乎是零，渐渐地就越来越胖了。毕业之后面试找工作，好几家公司因为她的体形而拒聘，好不容易在家人帮助下找到一份不错的工作，又是一到晚地坐着，下班之后忍不住又要大快朵颐，这体形就越来越壮硕了。

因为胖，很多漂亮的衣服心心都不能穿，男同事们的眼光从来没在她身上停留过，看到周围的女同事们都那么苗条时尚，心心真是有点儿羡慕，下定了决心这次一定要减肥成功。

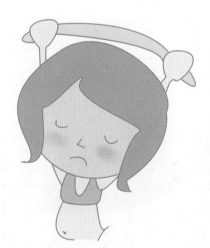

臧医生告诉心心，肥胖是体内脂肪积聚过多，造成体重过度增长并引起人体病理、生理改变或潜伏的一种状态。平常生活中应注意饮食，控制食量，多做运动。另外，可以用一些方便的调理方辅助减肥，比如山楂冬瓜汤就是一道有助于减肥的调理方，具体做法是：取干山楂 25 克或鲜山楂 15 克，冬瓜 100克。将山楂、冬瓜连皮切片，加水适量煎煮 20 分钟即可，吃山楂、冬瓜，喝汤。

中医认为，山楂健脾胃，能帮助消化，可清除肠胃中的油水；冬瓜消热、利水、消肿，它所含的丙醇二酸能有效地抑制糖类转化为脂肪，加之冬瓜本身不含脂肪，热量不高，对于防止人体发胖具有重要作用。二者合用可以消脂清肝，治疗单纯性肥胖，帮助形体健美。

心心回去后，坚持喝山楂冬瓜汤，戒了零食，定量用餐，每天都去跑步，2 个星期就减掉了 5 千克体重，信心大增，还打电话给臧医生报喜呢。

传统医学认为，肥胖者为标实本虚之证，表面形体壮实，实则正气不足。饮食不节、好静恶动、情绪变化大、遗传因素等都会导致肥胖。肥胖不仅影响工作、生活、美观，更重要的是对人体健康有一定的危害性，在肥胖人群中，糖尿病、冠心病、高血压及痛风等疾病的发病率明显高于非超重者。

肥胖者在平常生活中，应注意平衡饮食，控制进食量，广泛摄取各种食物，养成不偏食的习惯；增加饮食中纤维素摄入量，例如多选用糙米、胚芽米、麸皮面包及新鲜的蔬菜、水果。

此外，肥胖的女性还要多做运动，多健走。年轻的职业女性可根据自身状态，每分钟走 60~100 步，一次持续 20 分钟以上；中年女性可利用逛商场、陪孩子补课的机会，健走到感觉微微出汗，一次持续时间在 30 分钟以上；老年女性在走路时若能用脚后跟先着地，会刺激肾经穴位，达到健身延寿的效果。

最灵老偏方：山楂冬瓜汤

● 准备干山楂 25 克或鲜山楂 15 克，冬瓜 100 克。将山楂、冬瓜连皮切片，加水适量煎煮 20 分钟即可，吃山楂、冬瓜，喝汤。每日 1 次，连服 2 周见效。此方可以消脂清肝，治疗单纯性肥胖，帮助形体健美。

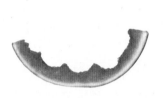 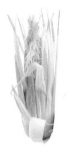 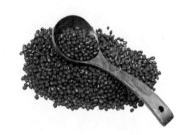

赤小豆玉米须汤

赤小豆 50 克，西瓜皮 90 克，玉米须 6 克。把赤小豆、西瓜皮、玉米须分别洗干净，西瓜皮切成块状备用，玉米须切成段备用。把所有食材都放入砂锅中，然后加适量的水，煎 2 次，每次煮 30 分钟即可。此方有利尿减肥、健脾清热等功效，非常适用于水肿型肥胖者。

山楂乌龙茶

乌龙茶 5 克，何首乌、山楂、女贞子各 15 克，丹参 9 克，冬瓜皮 20 克。先把何首乌、山楂、丹参、女贞子、冬瓜皮都洗干净，接着把冬瓜皮切成块。把上述中药、食材都放入砂锅中，加适量的水煮约 30 分钟，滤渣取汁后就可用来泡乌龙茶。此方能降血脂，祛脂减肥，滋补肝肾，活血化瘀，适用于单纯性肥胖者。

蜂蜜党参茶

罗汉果、云茯苓、白术各 10 克，党参 15 克，泽泻 6 克，蜂蜜适量。把所有中药材洗干净，罗汉果压碎后备用。在锅里放入适量的水，接着放入所有中药材，煎大约 20 分钟后去渣留汁，把药汁倒入杯中，接着调入蜂蜜即可。此方能降血糖，润肠通便，利水健脾，健脾养胃，止泻除湿，适用于脾虚型肥胖者。

荷叶冰糖茶

荷叶 30 克，山楂、薏米各 10 克，陈皮 6 克，金橘数个，冰糖适量。把荷叶、山楂、薏米、陈皮加工磨成碎末，放入砂锅中，加入压碎的金橘，用热水冲泡后闷约 20 分钟后即可，可加少许冰糖。此方有降脂化湿、理气行水、减肥轻身等功效，适用于单纯性肥胖者。

荷叶玫瑰茶助你攻克小肚腩

叶灵是个背影美女，从背后看，身材苗条，双腿修长，但是走到前面就会发现，叶灵的小肚子鼓鼓的，跟整个身材有点儿不搭调，不知道的还以为她怀孕了呢。她也的确遇过几次坐公交车被让座的事情，心里很委屈。

叶灵说，她生性不爱动，白天在办公室一坐就是 8 小时，晚上最爱窝在沙发上边吃东西边上网，有时候能坐到凌晨，饿了还要下去买点儿宵夜吃。也不知道从什么时候起，她的身材就变成了现在这样，四肢倒是不胖，只有肚子胖，别提多难看了。

叶灵听说小肚子胖可能是有什么病，就来臧医生这里看看。臧医生看她舌质红，苔腻微黄，脉滑，是胃热湿阻导致的小腹肥胖，湿热内蕴，湿浊不化，酿为膏脂而肥胖。

臧医生告诉她，小腹肥胖多由过食肥甘、膏粱厚味之品，加之久卧、久坐、活动过少，致"形不动则精不流，精不流则气郁"。通俗来讲，长时间保持坐姿很少运动，导致腹部血流速度减慢，胃肠蠕动不充分，造成肠胃不适或便秘等症状。大量宿便容易累积成为下腹部的负担，粪便在肠管内滞留时间过长，可使体内气体和代谢产物蓄积，引起小腹鼓胀，向前突出。

臧医生叮嘱叶灵千万不要暴饮暴食，饭后多走走，帮助肠胃消化。另外，臧医生给她推荐了一款茶饮，就是荷叶玫瑰茶：将荷叶 3 克，炒决明子 6 克，玫瑰花 3 朵，用开水冲泡即

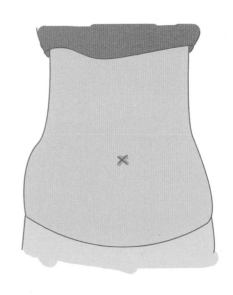

可。荷叶含有莲碱、原荷叶碱和荷叶碱等多种生物碱及维生素 C、多糖，有清热解毒、凉血、止血的作用；决明子富含大黄酚、大黄素、决明素等成分，常饮不仅有助于大便通畅，还能起到明目、降压、调脂等保健功能；玫瑰花可调经润肤。三者合用，不仅能减肥瘦腰，还可美容养颜，延缓肌肉松弛，保持腹肌的强韧。

叶灵回去后，调整生活作息，注意饮食，增加活动量，坚持喝了一段时间荷叶玫瑰茶。小腹竟然真的慢慢小下去了，身材更匀称了。

女性朋友要预防小腹肥胖，平时必须适当控制进食量，特别是自觉避免高糖、高脂肪及高热量饮食；经常锻炼，比如瑜伽、健身操、器械训练等都有锻炼腹肌的动作。白领女性可以选择一些适合在单位或家里练习的简单易行的锻炼方法，比如仰卧起坐，每晚在睡前坚持做仰卧起坐 30 次，瘦腰就变得非常轻松了。不过不宜在刚吃饱的时候做，饭后要休息 1~2 小时后再做。

此外，饮食上可多食发酵食品。发酵食品可以帮助从肠管开始改善小腹突出的状况，对于经常便秘且水肿比较严重的人更加适用。可以多食用一些酸奶、泡菜、奶酪等。

另外，很多女性喜欢穿低腰牛仔裤，时尚又性感。不过要注意的是，低腰牛仔裤穿久了，腹部脂肪会被迫往上推挤，导致脂肪堆积，造成"游泳圈"上身。因此，要少穿或不穿低腰牛仔裤。

最灵老偏方：荷叶玫瑰茶

● 准备荷叶 3 克，炒决明子 6 克，玫瑰花 3 朵。用开水冲泡即可。可长期饮用。荷叶有利水、消脂功效，和中药一起冲泡瘦身效果更好，瘦小腹效果也会更加突出。

更多调理方

柠檬水

柠檬半个，温开水 1500 毫升。柠檬洗净切片，水的温度低于 60℃ 时，将切成薄片的柠檬放入（温度太高会破坏柠檬中的维生素）。可经常饮用。此方可以美白、排毒、清肠。

普洱茶

普洱茶适量，菊花 5 朵。用热水冲泡，代茶饮。此方能促进消化，有效刺激人体新陈代谢，加速分解小腹的赘肉。

粗盐按摩法

洗澡前，取一杯粗盐加上少许热水拌成糊状，涂在腹部。10 分钟后，用热水把粗盐冲洗干净，也可按摩后再冲掉。粗盐可排出体内多余水分，促进皮肤新陈代谢，加速排除体内废物，还可以使肌肤变得细致紧绷。

弯腰训练

手放在支架上，配合呼吸，做向前弯腰的动作，根据个人情况制定力度，用弯腰的力量下压支架。每组做 30 次以上。可休息片刻，再继续进行。此方可紧致腹部肌肉，消除赘肉。

直立转体

直立，双脚打开略宽于肩部，双手将晾衣竿横放在肩后，左右扭动上肢。做的过程中注意保持髋部不动，集中使用腰部的力量，分别向左、右转动 1 次，每天至少做 20 次。此方可锻炼腹部肌肉，起到瘦腹效果。

元宝式仰卧起坐

平躺，双腿抬起，相叠加，双手抱头，抬上身，尽力用双肘去触碰双膝。每组做 20 次以上。此方有利于腹肌收缩，除去腹部赘肉。

坐式转体

弯曲双膝坐在地上，手指交叠反握，手掌朝外，手臂水平伸直。上半身及两手臂向左边轻轻扭转，膝盖则朝右边倾倒，维持 2~3 秒，然后反方向重复做 5 次。此方可拉伸腹部肌肉，按摩腹部器官，达到瘦腹效果。

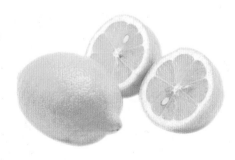

瘦腰首选决明子荷叶饮

腰部是身体的黄金分割点，腰线的美观度和位置对整个身材有着举足轻重的影响。

小丫是易胖体质，本来挺注意饮食的，但是大学毕业后在家闲了半年。这半年里，小丫不是经常和以前的朋友们出去胡吃海喝，就是买来一堆零食在家宅着，小蛋糕、冰淇淋等甜食更是必不可少的，嘴从来不闲着。就这样，小丫慢慢变成了一个小胖丫，尤其是腰，全是肉，像套了一个"游泳圈"。

眼看小丫天天闲着没事干，小丫的父母托人给她介绍了一个工作。小丫跟着妈妈出去买职业装，试穿的时候，看见镜子里的自己像个枣核，中间胖，两头瘦。小丫心情坏透了。

臧医生给小丫把了脉，脉滑；又看她舌淡、苔白腻，听她自述有点儿头晕、口黏、肢体困重，判断是痰浊中阻。由于小丫平时缺乏运动，喜欢吃甜品和冷饮，损伤脾胃，湿邪困脾，水湿运化失利，痰浊内生，痰湿阻遏脾阳，肥肉就很容易积聚在上腹部位，造成腰部囤积赘肉。

臧医生跟她说："你们这些年轻的女孩子，要学会管住自己的嘴巴，尽可能少吃脂肪含量高的食物，比如奶油蛋糕、巧克力、冰淇淋、薯条和薯片等。"

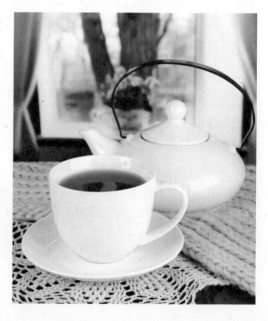

臧医生给小丫推荐了一款减腰部赘肉的茶——决明子荷叶饮：决明子 3克，荷叶 2 克，青皮 1 克，柏子仁 1 克。混合后用沸水冲泡 10 分钟。代茶饮，每日 1 剂。要注意：荷叶茶必须泡浓，喝第一次冲泡的茶水效果佳，第二泡基本没效果。便秘的人一天喝 4 包，分 4 次空腹喝完，可治便秘。

中医认为，荷叶有利水、消脂功效，和决明子一起冲泡瘦身效果更强，瘦腰效果也更突出。不仅能令人神清气爽，还有改善面色和减肥的作用。荷叶茶饮用一段时间后，对食物的爱好就会自然发生变化，变得不爱吃油腻的食物了。

两个星期后，小丫打来电话，说她坚持喝决明子荷叶茶，也不暴饮暴食了，腰部已经瘦了不少。现在精神状态也不错，已经准备好去上班了。

腰部赘肉很顽固，来得容易去得慢，所以，要防患于未然，平常就得注意控制脂肪的摄取量。可以多吃些鱼和贝类，还有豆类和谷物，补充必要的营养；炒菜的时候不用橄榄油和芝麻油，改用色拉油，始终贯彻"一餐 1 小匙"的用油原则，能够很好地控制油脂摄入量；每天 8 杯水，少喝刺激饮料；可养成喝茶的好习惯，很多茶的成分都对瘦腰有帮助，越喝腰部就会越紧。

当然，另一个很好的办法就是多运动。通过运动把多余的脂肪燃烧掉，可做一些臀部和腿部的运动，会有很好的瘦腰效果。除此之外，试着告别乘电梯改爬楼梯，有时间多做瑜伽或伸展运动，把下半身肌肉锻炼得紧实一些，小蛮腰自然就回来了。

最灵老偏方：决明子荷叶饮

● 准备决明子 3 克，荷叶 2 克，青皮 1 克，柏子仁 1 克。混合后用沸水冲泡 10 分钟。代茶饮，每日 1 剂，2 周为 1 个疗程。此方清热明目，润肠减肥，适用于便秘、肥胖症。

捡豆子瘦腰法

每天晚饭尽量少吃，如果不是很饿，只吃 3~5 成饱即可。饭后稍稍休息十几分钟，倒 200 粒黄豆在地上，弯腰，但腿不能弯，一粒一粒地把黄豆捡起放到桌子上的盆里。重复这样的动作：弯腰－直起腰板－放豆子到盆里－再弯腰－再捡豆子……坚持 1~2 个月，不仅腰变瘦，臀部和腿部也会瘦。

普洱茶

每天喝 1.5 升普洱茶，饭前、饭后各饮 1 杯，最好是喝刚泡好的浓茶。对控制腹部脂肪增加有明显效果。

贴墙法

晚餐要尽量少吃，而且吃得清淡些。晚餐后 30 分钟，夹紧臀部，把整个背部紧贴在墙壁上，臀部、背部、腿部、腰部、头、脖子等都尽量贴紧墙面。几分钟后腰就会很累，坚持这个姿势 15 分钟。每天都做 1 次，1 星期后就可以见到效果，不仅能瘦腰，而且腿部、脖子、脸部也能变瘦。

推腰法

双手合十，指尖向前，掌根顶住肚脐用力向两侧推，推到腰的两侧时，手背与后腰的命门穴（肚脐与后腰正对的位置）相对，从命门穴开始，手背向腰两侧推回来。反复推 5~10 分钟，最好推到腰部发热为止。可以加速腰部脂肪燃烧，起到瘦腰效果。

站立扭腰

站立，左右扭腰 100 次，类似肚皮舞的扭腰动作，要借助腰部用力，而不是腿部或者是背部力量。这个动作可以拉伸腰部肌肉，起到瘦腰的效果。

腹部按摩法

以肚脐为中心，在腹部打一个问号，沿问号按摩，先右侧，后左侧，各按摩 30~50 次，每天按摩 1 遍。可以提高皮肤的温度，消耗能量，促进肠蠕动和血液循环，促使多余的水分排出体内。

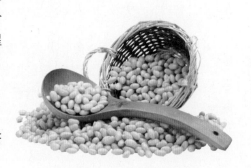

翘臀简单有效小妙招

燕妮是做设计的，工作量很大，一天到晚都在忙，除了上厕所，大部分时间都在办公室里坐着，加班更是常事。因为能量消耗大，燕妮准备了很多零食放在办公室抽屉里，以防挨饿。有时候工作进展不顺利，或是心情烦躁时，便会吃零食来转移注意力。就这样，燕妮的体重越来越重，尤其是腹部以下，都是赘肉。

有一次和闺蜜逛街，燕妮试穿裤子的时候竟然卡在大腿上怎么也提不上去。那时，燕妮才惊觉自己已经胖了太多了，尤其是臀部。因为她之前的臀部就比较丰满，现在胖了之后，臀部好像不堪重负，有点儿下垂了。

以前没注意就算了，现在看见自己的样子，燕妮觉得身材太不协调，太难看了。经朋友介绍找到了臧医生，她问臧医生有没有办法改善，臧医生告诉她："你现在的情况，算是人们所说的'鸭梨臀'。平时没有运动，又总是坐着，吃进去的高热量食物自然就会堆积，造成现在不协调的身材。建议你不要长时间坐着，要时常起来活动一下，养成健康饮食习惯。我给你介绍一个提臀操，你有时间做一下，效果不错。"

这个提臀操的步骤为：（1）俯卧，双腿分开，双脚向后蹬地，深呼吸，双手支撑抬起上身，保持身体重心，持续5秒后停下，反复做15次；（2）双手和双腿分开同肩宽，深呼吸，头尽力上抬，腰尽力下沉；然后深呼吸，低头，腰部上倾，反复做15次；（3）保持第2步开始动作，单腿尽力上抬，持续2秒后停下，回到初始动作。注意膝盖不要着地，反复做20次后换另一侧。此操常做可以保持臀后部和大腿后部弹性，塑造完美曲线。

除此之外，臧医生建议燕妮经常运动，戒掉吃零食的习惯。如果工作消耗大，饿的时候可以尝试冲泡一杯魔芋粉。魔芋含有丰富的纤维素和微量元素，并且脂肪和热量都很低，是不可多得的营养减肥食品。魔芋的可溶性膳食纤维，在肠胃中会吸水变得膨胀起来，从而增加饱腹感；还会在肠胃中变为胶质状态，阻止脂肪的吸收。

燕妮连连点头，认真听完后就回家了。过了两个星期，她兴高采烈地来找臧医生，告诉臧医生，提臀操和魔芋粉很有效，她现在不仅体重有所下降，臀部的地方也比之前瘦了一圈。

"鸭梨臀"令很多女性苦不堪言，不仅穿衣服不好看，而且还对身体健康有很大的隐患。有"鸭梨臀"的人，必须每天坚持运动，并且要控制食量，多吃蔬果杂粮，如芹菜、苹果、绿豆、海带等。并且必须持之以恒，半途而废的话，是永远都不会达到减肥、塑形效果的。

最灵老偏方：提臀操

● 第一步，双手和双膝撑地，分开同肩宽，深呼吸，头尽力上抬，腰尽力下沉，然后深呼吸，低头，腰部上倾，反复做 15 次；第二步，保持第一步开始动作，单腿尽力上抬，保持 2 秒后停下，回到初始动作，但注意单腿膝盖不要着地，反复做 20 次后换另一侧。每天做 3 组，1个月后即可见效。此操常做可以保持臀后部和大腿后部弹性，塑造完美曲线。

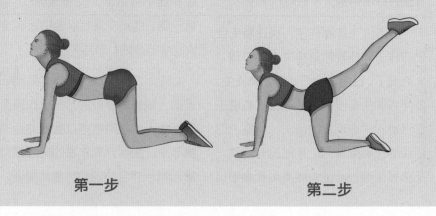

第一步   第二步

更多调理方

酸奶瘦臀膜

把香蕉和酸奶搅成糊状，敷在润湿的臀部上，按摩以促进血液循环。若想效果更佳，则在按摩之后，将纱布缠裹在臀部上，并停留 10 分钟后再洗净，最后涂一层保湿霜即可。每周 1 次效果更佳。

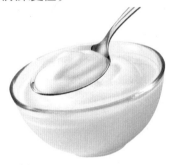

魔芋粉

魔芋粉 3~5 克。加温水约 250 毫升搅拌均匀，一日 2~3 次，饭前 15 分钟服用。此方可减肥清脂。

凉拌豆腐

白豆腐 1 块，香油、麻油、葱花适量。将香油、麻油（1：1）和适量葱花调成汁，倒在白豆腐上，拌匀即可。豆腐是防止臀部下垂的最佳食品，它的蛋白质含量丰富，而热量却很低，且又不含胆固醇，从而达到减肥的目的。

大黄米酒方

用大黄粉 10 克，加入适量米酒调成糊状。热敷臀部后，再涂抹上药糊，用纱布覆盖，再以热水袋外敷纱布上进行加热。每次 10~20 分钟，每天 1~2 次，一个月为 1 个疗程。有消除脂肪的功效。

臀部操

趴在地上，双腿靠拢，抬头，挺背，稍屈双肘，撑地，快速向左转，同时双腿做 "立剪刀" 动作。用手掌撑地恢复原位，并使双腿靠拢。然后向左做同样动作。这节操在每边重复各 5~10 次，不要屏住呼吸。刚开始做时显得复杂，要做得慢些，让全身参加活动。该节操能使臀部和大腿肌肉变得结实。

弓箭步翘臀雕塑法

将右腿往前踏一步后屈膝，左腿往后伸，呈弓箭步姿势，接着身体向前压，感受到腿部与臀部的肌肉正在伸展。此动作有雕塑臀腿线条的作用。

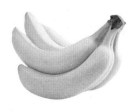

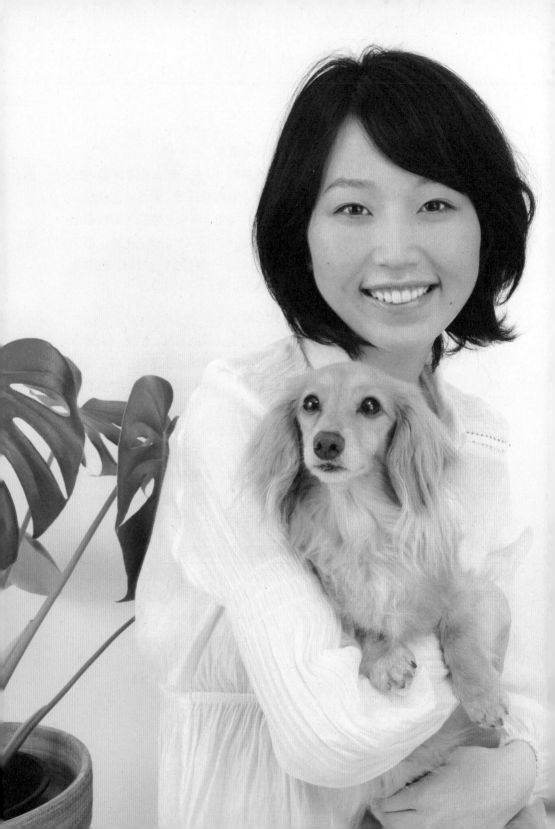

第二章
经期舒畅小偏方

本章介绍了7种常见的月经疾病，有痛经、经期不规律、经期延长、经血量多、经血稀少、闭经、崩漏。这些月经异常会导致皮肤出现色斑，毛孔粗大，痤疮不断，体内的毒素沉积，不利于子宫和卵巢的排毒，影响排卵，从而影响女性生育。本章针对常见月经不调的症状、特点，推荐了多个偏方，让女性在日常生活中吃出健康，活出风采！

痛经： 痛经指行经前后或月经期出现下腹部疼痛、坠胀，伴有腰酸或其他不适，症状严重影响生活质量者。痛经分为原发性痛经和继发性两类。

经期不规律： 妇科常见病，表现为月经周期或出血量的异常，或是月经前、经期时的腹痛及全身症状，病因可能是器质性病变或是功能失常。

经期延长： 经期延长指月经周期基本正常，行经时间超过7天以上，甚或淋漓半月方净者。临床常见有气虚、血虚、血瘀等。

经血量多： 正常女性月经血量为30~50毫升，经血量超过60毫升以上为经血量多，常伴有心悸、全身无力、腰酸腿痛、失眠多梦等贫血症状。

经血稀少： 经血量少于30毫升为经血稀少。月经量少，或月经质量不好，很容易出现中途流产，或胎死腹中，胎停孕等现象。

闭经： 年满18周岁月经尚未来潮者，称为原发性闭经；月经周期建立后，又连续6个月以上无月经者，称为继发性闭经，多由继发性疾病引起。

崩漏： 月经的周期、经期、经量发生严重失常的病症，发病急骤，暴下如注，大量出血者为"崩"；病势缓，出血量少，淋漓不绝者为"漏"。相当于西医无排卵性功能性子宫出血。

痛经就多喝红糖姜水

每个女人都可能遇到一次或多次的痛经，不仅影响正常生活，还可能引发其他疾病，如不孕症等。臧医生遇过一个女病人梁虹，当时她还在上初三，每次来月经都痛得特别厉害，不吃止痛药就不能缓解，每个月都要为此请假，让她身心俱疲。

据梁虹讲，她每次月经前两三天就开始心烦、胸闷，有时乳房会胀痛。经期第一天最为痛苦，小腹胀痛、脸色苍白、冷汗淋漓、手脚发凉。有一次正上课，梁虹疼得面无血色，老师发现后，让她赶紧去医务室，可她疼得站不起来，最后被几个男同学背了出去。

也是在那次之后，梁虹的妈妈觉得这样下去不行，便带着她来到臧医生这里，希望能彻底治好这个病。臧医生看梁虹舌质紫暗，舌边有瘀点，脉沉弦，属于气滞血瘀型的痛经，就对她说："止痛药你以后不要吃了，回去煮红糖姜水喝。将姜片煎汤后加红糖调味，每日 1 次，连服 3~4 天。坚持一段时间就会有所改善的。"

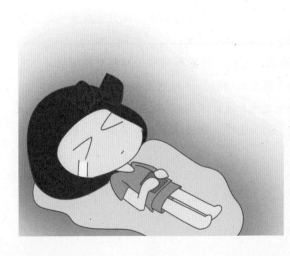

臧医生告诉梁虹，中医将痛经辨证分为五种症型：气滞血瘀、寒湿凝滞、湿热瘀阻、气血虚弱、肝肾亏损。女人气血郁滞，气血运行欠畅通，故经前或经期小腹胀痛、拒按，经量少或排出不畅；经血瘀滞，故色暗有块；瘀滞随经血而外泄，故经后疼痛自消。但若郁滞之因未除，则下次经期腹痛复发。

从中医的角度来说，红糖性温、味甘、入脾，具有益气补血、健脾暖胃、缓中止痛、活血化瘀的作用；生姜味辛、性微温，具有发汗解表、温中止呕、温肺止咳、解毒的功效。二药合用，能补气养血，温经活血，适用于胞宫虚汗、小腹冷痛、量少色黯者。

除了喝红糖姜水之外，臧医生叮嘱梁虹平日要适当吃一些具有疏肝理气、活血调经作用的食物，如白萝卜、柑橘、佛手、茴香、芫荽等；不可过食生冷寒凉食物，注意保暖；讲究卫生，少食含咖啡因的食物；避免神经紧张，造成月经期间不适。

大概过了 2 个月，臧医生在路上偶遇梁虹和她的同学在嬉戏，看她脸色红润、容光焕发、心情特别好。梁虹说，她在来经前两天就开始喝红糖姜水，直到月经干净，真的不痛经了，基本没有血块出现，脸色也好了很多。

需要注意的是，寒湿凝滞型痛经是由于受到寒湿气入侵，形成血瘀的症状，平时应多吃一些具有散寒化湿、温经活血作用的食物，如生姜、羊肉、狗肉、葱白、山楂等；湿热下注型痛经平时应多吃一些具有清热除湿、化瘀止痛作用的食物；气血虚弱型痛经适当多吃一些具有益气养血、调经止痛作用的食物；肝肾不足型痛经应适当多吃一些具有补益肝肾、调经止痛作用的食物。

另外，只有原发性痛经患者用食疗效果较好，而继发性痛经常见于内异症、子宫肌瘤、盆腔炎症性疾病、子宫腺肌病、子宫内膜瘜肉和月经流出阴道梗阻等，必须积极治疗原发病，这样才能真正远离痛经。

最灵老偏方：红糖姜水

- 准备干姜、红枣、红糖各 30 克。将干姜、红枣分别用清水冲洗一下，干姜切片，红枣去核，放入锅中加水适量，放入红糖煎煮，喝汤吃红枣。经前 1~2 天开始服，每日 1 剂，连服 3~4 天。本方能温经散寒，适用于寒性痛经。

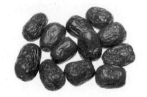

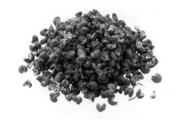

姜枣花椒汤

生姜25克，红枣30克，花椒100克。将生姜去皮洗净切片，红枣洗净去核，与花椒一起装入瓦煲中，加水1碗半，用文火煎剩大半碗，去渣留汤。饮用，每日1剂。具有温中止痛之功效，适用于寒性痛经，并有光洁皮肤的作用。

母草鸡蛋汤

取鸡蛋2个，益母草30克，延胡索15克。将上述药材同时放入砂锅中，加入适量清水同煮，鸡蛋熟后去壳再煮片刻，去渣，吃蛋喝汤。经期前1~2天开始服，每日1剂，连服5~7天。此方适用于肝肾不足、阴湿瘀滞、腰膝无力、妇女痛经等症。

山楂葵花子红糖饮

山楂30克，葵花子15克，红糖30克。先将山楂、葵花子一起放在锅内炒，以葵花子炒至香熟为度。然后加水，熬成浓汁后，将红糖放入熬化即成。每次于来经前1~2天，连服2~3剂，正在疼痛时也可服用，效果很好。

老丝瓜汤

干丝瓜1条。把干丝瓜加水1碗煎服。每天1次，连服3~4天。此方用于缓解痛经。

山楂红糖饮

山楂肉50克，红糖30克。先将山楂用清水洗净，放入锅中，加少量清水，用大火煮沸，转小火煎，去渣取汁，倒入杯中，放入红糖，搅匀后趁热服用。本方适用于痛经者。

艾叶红花饮

红花3克，艾叶10克。将艾叶洗净，放入杯中，加入红花，冲入开水300毫升，盖上杯盖，闷20~30分钟后，徐徐服下。一般在来经前1天或来经时服用2剂。本方能调经活血，适用于月经不调、痛经者。

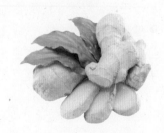

● 按摩特效穴：关元穴、归来穴

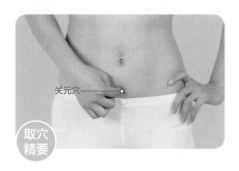

取穴精要

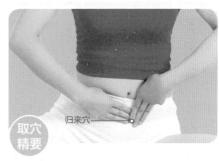

取穴精要

关元穴：培补元气，温肾壮阳。穴位位于下腹部，前正中线上，当脐中下3寸。在脐下3寸，腹中线上，仰卧取穴（四指横放即为3寸）。

归来穴：温经散寒，行气止痛，利湿消炎。穴位位于下腹部，当脐中下4寸，距前正中线2寸。脐中下放3横指，旁开3横指。

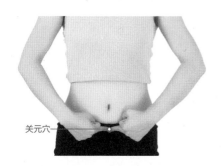

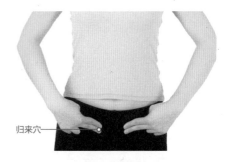

Step 1：站立，双手放在小腹上，用左手中指的指腹按压穴位，右手中指的指腹按压在左手中指的指甲上，两手中指同时用力按揉穴位，每天轮流按摩穴位，先左后右。

Step 2：站立，食指和中指并拢伸直，中指指腹置于穴位上，食指置于穴位旁边，同时按揉穴位。

操作要领

①力度以出现酸胀痛的感觉为宜。

②时间为每天早晚各按摩1次，每次1~3分钟。

益母草鸡汤专治月经失调

刘佩在广告公司上班，经常要加班，客户一句不满意，就要和同事们熬到深夜。等到回家洗漱完，已经深夜了，几乎就没有在凌晨 1、2 点前睡过觉。偶尔早回家一回，刘佩反而还睡不着了。时间久了，她总是感觉特别疲惫，心烦易怒，脸色暗淡无光，时不时还会蹦出几颗痘痘，完全没有青春女性的朝气。

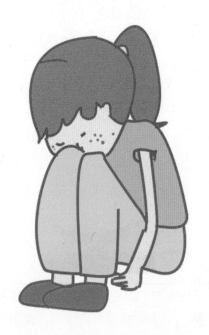

最近几个月，刘佩发现她一直还算准时的月经也混乱了：有时候提前 1 星期，有时候推迟半个月；有时候量非常大，有时候又反常的少；经前乳房胀痛，浑身酸软无力，难受得很。有一回给妈妈打电话，刘佩无意中提到这几天"大姨妈"来，妈妈奇怪地问："不是刚刚来过吗？这才几天啊？"听到刘佩说月经已经混乱几个月了，刘妈妈急了："你这孩子，怎么一点都不长心呢？这是小事吗？老大不小的人了，弄不好要影响以后生孩子的。明天不要上班了，去医院看看。最好看中医，好好调养调养。"

刘佩"奉命"来到臧医生的诊室，讲了她的问题。臧医生看她舌黯红，苔白，脉弦细，推断是肝郁肾虚性月经不调。中医认为，月经不调主要因七情所伤或外感六淫，还有可能先天肾气不足、多产房劳、劳倦过度，使脏气受损，肾肝脾功能失常，气血失调，致冲任二脉损伤，发为月经不调。症状有月经过多、月经过少、月经过频、月经稀发等。

臧医生提醒刘佩："工作固然重要，但也不要拿自己的健康作赌注啊。尽量调整一下作息时间，把生活过得有规律些，这是治病的关键。另外，我这里有个食疗偏方，你可以回去试用一下。"

这个偏方就是益母草鸡蛋汤：将煮熟的鸡蛋剥壳后和益母草一起煮，加入红糖即可。中医学认为，鸡蛋具有滋阴养血的作用；红糖味甘、性温、入脾，具有益气补血、健脾暖胃、缓中止痛、活血化瘀的作用；益母草具有活血调经、利尿消肿的功效，可用于月经不调、痛经等。三者合用温经养血，祛瘀止痛，对于月经不调、疼痛、腰酸有一定的疗效。

随着生活、工作节奏的加快，越来越多的女性不得不长期熬夜、昼伏夜出，改变了身体原有的生物钟，引发机体生命节律发生紊乱，导致女性体内的脑垂体分泌的促激素紊乱，进而影响女性的排卵周期，出现月经不规律的情况。因此，女性平时要注意休息以减少疲劳感，加强营养，增强体质；尽量避免剧烈的情绪波动和精神刺激，保持心情愉快；防止房劳过度，经期绝对禁止性生活。

经过一段时间的调理，刘佩身体有了很大好转，她还特意来到医院感谢了臧医生。

月经不调的女性，还要注意在饮食方面宜温热，忌生冷，宜清淡，忌辛辣；多食含高纤维和优质蛋白质食物；避免饮浓茶；忌食甜食，避免因血糖不稳定而出现心跳加速、情绪不稳定等不适，加重月经不调；而且注意别滥用药。

最灵老偏方：益母草鸡蛋汤

● 准备鸡蛋 4 个，益母草、桑寄生各 40 克，红糖适量。鸡蛋煮熟去壳，益母草、桑寄生洗净。把熟鸡蛋、益母草、桑寄生放入清水锅内武火煮滚，改文火煲半小时，放入红糖即可。饮用时去益母草和桑寄生，饮汤吃蛋。每周服用 3 次，1 个月经周期为 1 个疗程。此方温经养血、祛瘀止痛，对于月经不调有疗效。

浓茶红糖饮

茶叶、红糖各适量。煮浓茶一碗，去渣，放红糖溶化后饮。每日 1 次。本方能调经活血，适用于血瘀所致月经不调者。

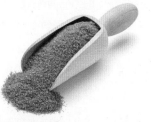

米醋豆腐

米醋 200 毫升，豆腐 250 克。将豆腐切成小块用醋煮，以文火煨炖为好，煮熟。饭前吃，1 次吃完。此方活血调经，用于治疗身体尚壮妇女的月经不调，如经期过短、血色深红、量多。

当归鸡蛋红糖水

当归 5 克，鸡蛋 2 个，红糖 100 克。将煮熟的鸡蛋剥壳后和当归、红糖一起煮，1 星期喝 1~2 次。本方适用于身体虚弱、月经不调者。

红枣益母草汤

红枣 20 个，益母草 10 克，红糖 10 克。加水共炖。饮汤，每日早晚各 1 次。用于治疗经期受寒或贫血等造成的月经不调、疼痛、腰酸。

茴香酒

小茴香、青皮各 15 克，黄酒 250 毫升。将小茴香、青皮洗净，入酒内浸泡 3 天，即可饮用。每次 15~30 毫升，每日 2 次。如不耐酒者，可以醋代之。主治经期先后不定、经色正常、无块行而不畅、乳房及小腹胀痛等症。

山楂红花酒

山楂 30 克，红花 15 克，白酒 250 毫升。将上述药入酒中浸泡 1 周。每次饮用 15~30 毫升，每日 2 次，视酒量大小，不醉为度。主治经期量少、紫黑有块、腹痛、血块排出后痛减。注意忌食生冷食物，勿受寒凉。

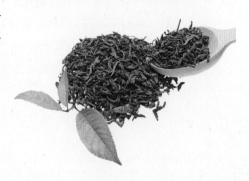

● 按摩特效穴：气海穴、三阴交穴

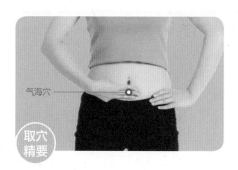

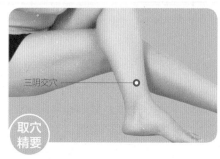

气海穴： 调经固经，益气助阳。穴位位于下腹部。取穴时，可采用仰卧的姿势，该穴位于人体的下腹部，直线连接肚脐与耻骨上方，将其十等分，从肚脐往下 3/10 的位置，即为此穴。

三阴交穴： 健脾益胃，调经通血。穴位位于内踝尖直上 3 寸，胫骨后缘。小腿内侧，脚踝骨的最高点往上 3 寸处（自己的手横着放，约 4 根手指横着的宽度）。

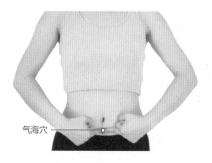

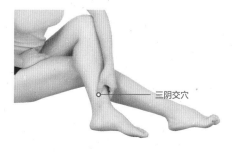

Step 1 ： 站立，双手放在脐下部，用左手中指的指腹按压穴位，右手中指的指腹按压在左手中指的指甲上，两手中指同时用力按揉穴位。

Step 2 ： 取坐位，抬起一只脚放在另一条腿上，大拇指弯曲，指头置于穴位上，用指尖垂直按压穴位。孕妇禁按此穴。

操作要领

①力度以出现酸胀痛的感觉为宜。
②时间为每天早晚各按摩 1 次，每次 1~3 分钟。

月季花汤调理气血有奇效

赵鹭本来挺苗条的，谁知生完孩子后跟吹了气一样，胖了一大圈，孩子快周岁了也没瘦下去，原来的衣服全都穿不上了。老公有时候捏着她的脸颊调侃说："感觉娶了两个老婆，一个瘦子，一个胖子。"说者无心，听者有意，赵鹭的心一下子沉了，觉得再这样胖下去，老公肯定会嫌弃自己的。于是下定决心减肥，不吃肉、不喝饮料，每天只吃一顿正餐，生生把自己饿瘦了。

瘦是瘦了，赵鹭的身体也给饿坏了，老是浑身懒洋洋的没力气，爬几步楼梯就出虚汗。最让她忐忑的是月经不正常了，以前5天就结束了，现在却要一个星期，有一次甚至半个月才完，弄得她老是疲倦乏力，面色苍白。

老公担心她的身体，说她自己找罪受，胖胖的多好，偏要减肥，弄得浑身是病。赵鹭气得直哭，还不是为了他一句话吗？老公又心疼又无奈，哄了她半天才好。第二天就带着赵鹭到臧医生的诊室，让臧医生给看看怎么调理。

臧医生给赵鹭把了脉，看了舌苔，发现她舌淡，苔薄，脉缓弱，又问了一些问题，知道她月经周期正常，经色淡红，质稀，属于气虚型经期延长。中医认为，气虚冲任不固，经血失于制约，故经行时间延长；气虚火衰不能化血为赤，故经色淡而质稀；中气不足，故肢倦神疲，气短懒言；气虚阳

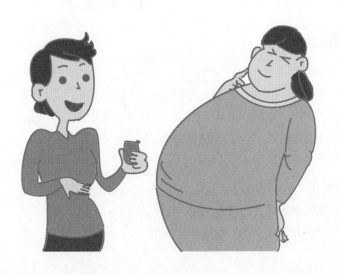

气不布，故面色苍白。

赵鹭正是因为后天调养不当，过度节食导致营养不良，最终导致气虚。臧医生给她开了补气升提的方药，并提醒她注意饮食规律，加强营养，坚持锻炼，并推荐了一个方子：月季花汤，将月季花用水煎服饮用即可。

中医认为，月季味甘、性温，入肝经，有活血调经、消肿解毒之功效，祛瘀、行气、止痛作用明显，常被用于治疗月经不调、痛经等病症。此外，女性常用月季花瓣泡水当茶饮，还可活血美容，使人青春长驻。

赵鹭听了又惊又喜，想不到减个肥还把月经给整乱了，也想不到月季花还能这么用。开了药就拉着丈夫兴冲冲地回去了。据她反映，她坚持喝月季花汤一星期之后就觉得神清气爽，精神好了不少，等到下次月经来的时候，时间也恢复了正常，那些疲倦、脸色苍白、出虚汗的症状也得到了改善。还说以后再也不敢乱减肥了，一定要好好吃饭。

臧医生叮嘱她别忘了保持心情舒畅，调节心态，避免精神刺激；注意均衡营养及养成健康的生活习惯，不要过度节食、吸烟、饮酒，也不要滥用药物；经期避免重体力劳动和剧烈运动，注意外阴卫生，禁止房事等。

另外，经期延长病机有气虚、血虚、血瘀等，治疗时气虚者重在补气升提，阴虚血热者重在养阴清热，瘀血阻滞者以通为主，不可以一概全。如果经期延长并伴有经血颜色不正常、腹痛、瘙痒等症状，不排除盆腔炎、子宫腺肌症、子宫肌瘤、内分泌失调的可能，建议检查确诊，对症治疗。

最灵老偏方：月季花汤

- 月季花 3~5 朵，黄酒 10 毫升，冰糖适量。将月季花洗净，加水 150 毫升，文火煎至 100 毫升，去渣，加冰糖及黄酒适量。每日 1 次，温服，连服 7 天。此方行气活血，适用于气滞血瘀、经期延长等症。

更多调理方

当归鸡蛋红糖水

当归5克，鸡蛋2个，红糖100克。将煮熟的鸡蛋剥壳后和当归、红糖一起煮，1星期喝1~2次。本方适用于身体虚弱、月经不调者食用。

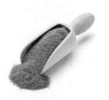

香菇泥鳅粥

泥鳅、大蒜、香菇、大米、葱各适量。将这些食材一起共熬成粥。此方对于气虚及胃肠功能差造成的月经不调极具功效。

怀山药薏米茶

怀山药、薏米各9克。水煎代茶饮用。此方可使中气足、精神好、脸色佳。

黄芩地骨皮

黄芩9克，地骨皮9克，春根白皮9克。将以上药材泡发之后用武火煮沸，再调成文火煎煮20~30分钟，再次沸腾之后即可。按照此法重复一遍，将2次所得的药剂合为1剂，每次饭后食用。此方对于经血量多症有奇效。

麦冬百合饮

麦冬、百合各15克，白茅根12克。水煎，代茶饮。本方适用于阴虚内热所致经期延长者。

生地黄精粥

生地、黄精（制）、粳米各30克。生地、黄精水煎后去渣取汁，与粳米同煮为粥。本方适用于经期延长者。

小蓟益母草汤

小蓟（全草）、益母草各60克。两者洗净，同加水煎汤，去渣再煎，至浓稠服。本方适用于血瘀所致经期延长者。

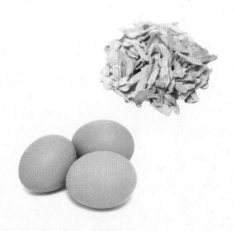

● 按摩特效穴：肝俞穴、肾俞穴

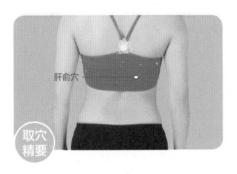

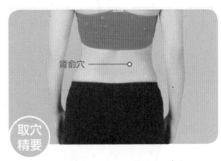

肝俞穴： 穴位位于背部，第九胸椎棘突下，旁开 1.5 寸。功效是疏肝利胆，理气明目。背后肩胛下角连线中点找到第七胸椎，向下找两个椎体，旁开 2 横指。

肾俞穴： 穴位位于腰部，当第二腰椎棘突下，旁开 1.5 寸。功效是益肾助阳，强腰利水。此穴为肾的背俞穴，在腰部，第二腰椎旁开 2 横指。

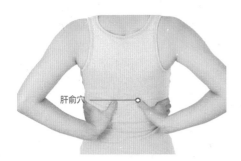

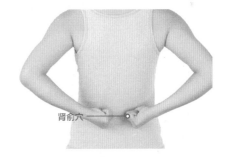

Step 1 ： 正坐或站立，双手绕到背部，大拇指置于穴位上，用指腹垂直按揉穴位。

Step 2 ： 正坐或站立，双手绕到腰部，大拇指置于穴位上，以指腹用力按揉。

操作要领

①力度以出现酸胀痛的感觉为宜。

②时间为每天早晚各按摩 1 次，每次 1~3 分钟。

马蹄白茅根饮助止血

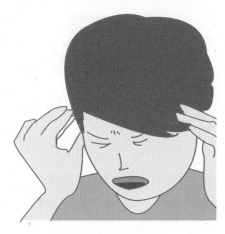

程可可刚度完蜜月，就被老公带到医院看病了。据他们说，程可可在婚前意外怀孕，因为种种原因作了人工流产手术。不知道是不是因为手术没做好，流产后，可可月经就不正常了。经期虽然大致一样，但是量非常大，每天要换六七次卫生巾，每片都湿透了，以前每次月经期1包多点儿卫生巾就够了，现在差不多要用3包，并且经血颜色发深、有血块，小肚子还疼。

本来以为是术后身体虚弱，好好休养、多吃点有营养的就会慢慢好起来，所以，程可可就算老是头晕、浑身无力、脸色暗淡、皮肤粗糙，也硬挺了下来，两人加紧办了婚礼。可是出去度蜜月的时候，程可可又来月经了，还是一点好转都没有，觉得血都要流干了，要不是老公在旁边扶着，在街头就要晕倒了。

可可虚弱地问："医生，我还有救吗？我现在身体变得特别差，以前很少生病的，现在特别容易疲劳，还经常感冒。"

臧医生安慰了她几句，给她诊了脉，发现她舌紫黯，脉涩有力，属于血瘀导致经血量多。中医理论认为，月经过多、淋漓不尽多由冲任不固、脏腑功能失调所致，病机主要有血热、气虚、血瘀等。像程可可这种情况，是由于流产后身体内积聚瘀血，新血不能在经络中正常运行，从而致病。经量过多又导致贫血，在生理期和生理期后，有心悸、全身无力、腰酸腿痛、失眠多梦的症状出现，平时也容易感冒和疲劳，除了治病，还要适当地补充铁质。

臧医生给可可开了化瘀止血的药方，并介绍了一个小偏方用作辅助治疗，就是马蹄白茅根饮：将马蹄去皮、榨汁、去渣，鲜茅根洗净、切成小段，榨汁去渣。二汁混合，文火隔水炖 5 分钟，连服 7 天就有效果。

中医认为，马蹄能清肺热，又富含黏液质，有生津润肺、凉血生津、化痰利肠、通淋利尿、消痈解毒、化湿除胀等功效；白茅根凉血止血、清热利尿、补中益气、除瘀血，可用于血热吐血、衄血、尿血、热病烦渴、肺热咳嗽、胃热呕吐、水肿尿少、淋涩痛、止渴坚筋、妇人崩中等。二者合用可清热、凉血、止血，对经血量多有帮助。

另外，经血量多要注意保暖，防止着凉，不食生冷食物，不过于劳累，保持心情愉快，劳逸结合；饮食中最好多吃高蛋白低脂肪的食物，多摄取维生素 C；不要吃生冷、油腻的食物，西瓜、葡萄、梨这些属性寒的食物也不要吃，防止影响血管的收缩。

可可夫妻俩回去后休息调养，坚持吃药和调理方。过了一段时间，可可的气色和体力都有了改善，下次月经来的时候，月经量也恢复了正常。可可终于松了一口气，心中的石头落了地。

需要提醒的是，女性如果长期月经量太多，或随着年纪大情况愈来愈严重，要考虑是否有子宫肌瘤、子宫腺瘤或血液凝固功能异常，需及时到医院检查确诊，对症治疗。

最灵老偏方：马蹄白茅根饮

- 100 克白茅根（能买到鲜茅根效果更好），120 克鲜马蹄。将白茅根去杂，清洗干净，放入锅内，加清水熬煮半小时，去渣取汁；鲜马蹄去掉外皮后放入榨汁机榨汁，和熬好的茅根汁混在一起放入锅中小火煮 5 分钟，放入冰糖调味即可。每日 1 次，连服 7 天。此方具有清热、凉血、止血功效，对经血量多有帮助。

更多调理方

玉珍鸡

母鸡 1 只，桂圆、荔枝干、黑枣、莲子、枸杞各 30 克。将母鸡洗净，鸡腹内放入桂圆、荔枝干、黑枣、莲子、枸杞，加调味蒸食。此方可补气养精，适用于气虚型月经量多者。

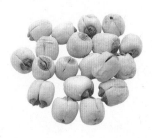

海藻薏米粥

海藻、昆布、甜杏仁各 9 克，薏米 30 克。将海藻、昆布、甜杏仁加水适量煎煮，弃渣取汁液，再与薏米煮粥食用，每日 1 次，3 周为 1 个疗程。此方具有活血化瘀、消炎软坚功效，适用于经血量多者。

浓茶红糖饮

茶叶、红糖各适量。煮浓茶 1 碗，去渣，放红糖溶化后饮。每日 1 次。此方主治月经先期量多症。

韭菜炒羊肝

韭菜 250 克，羊肝 200 克，姜片 10 克，盐、水淀粉各适量。将韭菜洗干净切段，羊肝切片，加水淀粉挂浆。锅中放油烧热，加姜片炒香，入羊肝片爆炒，放韭菜段炒熟，加盐调味即可。此方具有温肾固气、补肝功效，适用于月经不调、经漏带下等症。

黄芩地骨皮

黄芩 9 克，地骨皮 9 克，春根白皮 9 克。将上述药材泡发之后用武火煮沸，再调成文火煎煮 20~30 分钟，再次沸腾之后即可。按照此法重复 1 遍，将 2 次所得的药剂合为 1 剂，每次饭后食用。每次 1 小碗。此方对于经血量多有奇效。

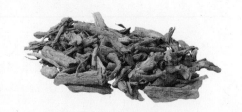

当归炖乌鸡补血益气

女性的月经量因人而异，但太多或太少都可能是妇科疾病发出的信号。正常女性每次月经总量在50~60毫升之间，如果经血量少于10毫升或少到连两层纸都湿不透，就算月经稀少。如果女性月经稀少是因为内分泌功能低下、生殖器官发生肿瘤、子宫发育不良等疾病导致，很有可能使女性的生育能力下降，甚至会出现不孕，因此一定要引起重视。

有一天，臧医生上班刚坐下，一对母女就走了进来。妈妈身体富态，面色红润；女儿十六七岁，身体瘦弱，面色苍白，怯生生的。

妈妈快人快语，和臧医生打过招呼后，就说："医生，我女儿青青之前月经挺正常的，现在越来越少了，是怎么回事啊？"青青站在妈妈后面很不好意思，一直拉妈妈的衣服。妈妈说："有什么不好意思的？生病就要治啊。要不你来说。"青青不吭声了。

妈妈告诉臧医生，他们家人都偏胖，青青小时候也胖乎乎的，很可爱。进入青春期后，女儿知道爱美了，对家族遗传的身材很不满意。为了苗条，饭都不吃了，就吃一点点菜和水果，每天饿得晕乎乎的。父母看着心疼，把女儿以前喜欢的饭菜端到嘴边喂，也就吃一小半。

青青妈妈有点伤感："看着别人家的女儿活泼可爱的，我们家青青瘦得都不发育了，就剩骨架子，可她硬说就是要这么瘦，穿衣服好看。说多了她还发脾气。你也知道现在的小孩子，主意大着呢。现在好了，连月经也不正常了，人家五六天，她两天就完事了，量还特别少，颜色也不对。这可是关系一辈子的事，不能让她胡来了，我这好说歹说才把她拽过来……"

看青青舌质浅淡，脉象细小，就问她是不是经常头晕眼花、手脚冰凉、没力气，青青点了点头，也有点紧张，小声说："医生，是不是很严重？"臧医生告诉她，月经是女性正常的生理现象，也是反映女性健康与否的标志。过度节食造成营养不良，躯体脂肪缺乏，影响激素的合成，全身处于低雌激素情况，就会导致月经量少。月经量少不仅造成肤色晦暗、头晕眼花、心悸无力，还会引起色斑、暗疮、头痛等，严重者会发展成闭经，甚至影响以后生育。

传统中医认为，肾虚血亏、冲任不调是月经量少的主要病机。月经少可以吃当归炖乌鸡，将女贞子、当归、龙眼肉、乌骨鸡放入器皿内中火煮40分钟即可，可经常服用。当归既能补血，又能活血；既可通经，又能活络；还可治疗月经不调、痛经、血虚闭经、面色萎黄、衰弱贫血等常见病。乌鸡具有滋阴清热、补肝益肾、健脾等作用，是补虚劳、养身体的上好佳品。二者合用可补血和血，调经止痛，对月经不调，经闭腹痛，血虚头痛，眩晕等有很好效果。

另外要注意的是，经期一定要保暖，忌寒、凉、生、冷刺激，防止寒邪侵袭；注意休息，加强营养；避免情绪波动和刺激，保持心情愉快。

需要提醒的是，有的女性是由于多次刮宫损伤气血源导致月经少，还有的是疾病所致，比如子宫内膜异位症、子宫肌瘤、多囊卵巢综合征等，这种情况下最好到医院对症治疗，切勿擅自尝试其他方剂，以免使病情复杂。

最灵老偏方：当归炖乌鸡

- 女贞子25克，当归50克（切片），龙眼肉1匙，乌骨鸡1只。将乌骨鸡剖后洗净，放入滚开水中，高火3分钟，取出洗净；将女贞子、当归、龙眼肉、乌骨鸡放入器皿内，加入滚开水4杯，中火煮40分钟，食用时放盐即可。每日1次，1周为1个疗程。此方对月经不调、经闭腹痛等症有很好效果。

更多调理方

山楂红花酒

山楂 30 克，红花 15 克，白酒 250 毫升。将山楂和红花入酒中浸泡 1 周。每次 15~30 毫升，每日 2 次，视酒量大小，不醉为度。主治经期量少、紫黑有块、腹痛、血块排出后痛减。注意忌食生冷食物，勿受寒凉。

菊花牛肝粥

牛肝 500 克，白菊花 9 克，白僵蚕 9 克，白芍 9 克，白茯苓 12 克，茵陈 12 克，生甘草 3 克，丝瓜 30 克，大米 100 克。将六味药材装入纱布包内，将牛肝、丝瓜切小块，一起与米同入锅，加水 2000 毫升煮成稠粥，熟后捞出药包。每天服用 250 毫升的汤，早晚各 1 次。此方可补肝养血，抗炎强身，调养血液，对于月经稀少有奇效。

芹菜益母煮鸡蛋

芹菜 250 克，益母草 50 克，鸡蛋 1 个。将芹菜、益母草洗净切碎，与鸡蛋共置锅内，加水同煮。鸡蛋熟后去壳再入锅煮 10 分钟，调味。吃蛋喝汤，每日 1 剂。此方可平肝祛风，养血调经，适用于女性月经不调。

砂仁面

砂仁 20 克，发酵面 3000 克，白糖 1100 克，熟猪油 1000 克，苏打粉 20 克。将砂仁去灰、壳，洗净烘干研末。白糖、砂仁末、苏打粉放入发酵面中反复揉匀后放几分钟，再进行揉匀，搓成长圆条，切成 80 克面剂，立放于案板上排好。刷熟猪油，做成荷叶形，入笼后用旺火在开水锅内蒸至少 10 分钟。此方适用于痰湿所致之月经过少者。

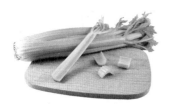
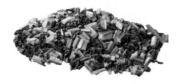
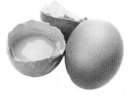

桂圆粥助你闭经不慌

吕朵35岁，结婚6年。两年前曾经怀孕，都5个月了，因为下楼的时候不小心摔倒流产了。为此吕朵大病了一场，伤心颓废了很久。病好后为了转移注意力，吕朵把全部精力都投入到工作中，像拼了命一样加班、加点，很快就升职加薪，坐到了主管的位置。如今工作顺心，一切安稳，老公和吕朵商量着再要一个孩子，吕朵同意了。

因为最近有点腰酸背痛的毛病，很容易疲劳，吕朵还想着调养一段日子再怀孕。结果发现连着几个月了月经都没来，吕朵还以为这么快就怀上了，又高兴又担心，赶紧去买验孕棒，结果却显示没怀孕。

吕朵郁闷不已，不知道哪里出了问题，只能更严格地按时作息，加强营养。不知不觉又过了2个月，月经还是没来，身体疲乏无力的情况也没有改善。吕朵慌了，难道想要孩子还要不了了？赶紧和老公一起到医院检查。

臧医生看吕朵面色萎黄、形体瘦弱，舌淡，脉细数，结合她头晕目花、神疲气短的状况，推断是气血虚弱导致的闭经。中医认为，闭经的病因病理比较复杂，可分虚、实两种。虚者精血不足、血海空虚、无血可下；实者邪气阻、脉道不通，经血不得下行。吕朵这种气血虚弱者，多是劳伤心脾或大病、久病失血等以致冲任大虚，无血可下，需要补气养血通经治疗。

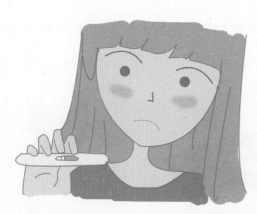

针对吕朵的情况，有一个非常简单的调理方：桂圆粥。将桂圆、粳米共入锅中，加水煮成粥，

调入白糖即可，适合长期食用。桂圆补心脾、益气血、健脾胃、养肌肉，适用于思虑伤脾、头昏失眠、心悸怔忡、虚羸、病后或产后体虚，及由于脾虚所致之下血失血症，还有美容、延年益寿之功效。饮用时忌饮酒、饮茶、饮咖啡等。

吕朵回去坚持此方，月经很快就来了。只是身体还需要调理，臧医生建议她要注意饮食和休息。不要挑食和偏食，多吃富含高蛋白食物，如蛋类、牛奶、瘦肉、鱼类、甲鱼、牡蛎、虾等，以及蔬菜、水果，以保证足够的营养物质的摄入；不要吸烟、喝酒和咖啡；应避免精神紧张与不良刺激，以免气血紊乱，影响月经的正常来潮；适当地进行体育锻炼和体力劳动，以增强体质，保证气血的正常运行。

一般医学上认为，凡年满 18 岁或第二性征发育成熟 2 年以上仍无月经来潮者称为原发性闭经；若曾有规律月经来潮，但因某种病理性原因而致月经停止 6 个月以上者称为继发性闭经。闭经原因错综复杂，有发育、遗传、内分泌、免疫、精神异常等多种问题，也可由肿瘤、创伤以及药物因素导致。除此之外，有些女性为追求苗条身材，过度节食，造成严重营养不良而引起闭经；有的女性超负荷运动，也会引起闭经；经常处在过度劳累、紧张、恐惧、忧伤之中的女性，通过对下丘脑和脑垂体分泌活动的影响，而造成闭经。

中医将闭经分为气血不足、肝肾阴虚、气滞血瘀、寒凝血瘀、痰湿阻滞等类型，治疗主要采用辨证分型，每种类型有不同的治疗方法，患者也要对症饮食。

最灵老偏方：桂圆粥

- 桂圆 25 克，粳米 100 克，白糖少许。将桂圆粳米共入锅中，加水煮成粥，调入白糖即可。忌饮酒、饮茶、饮咖啡等。每日 1~2 次，直至月经来潮。此方补益心脾、养血安神，适用于劳伤心脾、思虑过度、身体瘦弱、健忘失虑、月经不调等症。

怀山药内金方

怀山药 90 克，鸡内金 30 克。将 2 味干燥，共研细末，每次服 12 克，每日 1 次。用糯米酒或黄酒送服。此方健脾补肺、益胃补肾、固肾益精，适用于妇女脾虚带下、闭经等症。

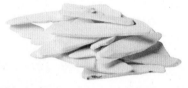

鸽肉葱姜粥

鸽肉 150 克，猪肉末 50 克，粳米 100 克，葱姜末、胡椒粉、料酒、麻油、盐、味精各适量。将鸽肉去骨切块，放入碗内，加猪肉末、葱姜末、料酒及盐，拌匀备用。粳米加水 1000 毫升，烧开后放鸽肉等共煮成粥，调入麻油、味精、胡椒粉即可。此方具有滋肾补气、祛风解毒、和血悦色的功效，适用于血虚闭经症。

归芪炖羊肉

当归 30 克，黄芪 30 克，生姜 9 克，羊肉 80 克。将羊肉切块，生姜切丝，当归、黄芪用纱布包好，同放砂锅内加入水适量，炖至烂熟，去药渣，调味服食。每天 1 次，每月连服 3~5 天。

此方能补血活血，补气固表，益气补虚，温中暖下。

乌豆双红汤

乌豆（黑豆）50~100 克，红花 5 克，红糖 30~50 克。将前 2 味置于炖盅内，加清水适量，隔水炖至乌豆熟透，去红花，放入红糖调匀即可。此方具有滋补肝肾、活血行经、美容乌发的功效，适用于血虚气滞型闭经。

桃仁牛血汤

桃仁 10~12 克，鲜牛血（已凝固）200 克，盐少许。将牛血切块，与桃仁加清水适量煲汤，食用时加盐少许调味。此方具有破瘀行血、理血通经、美肤益颜等功效，适用于闭经、血燥、便秘等症。

薏苡煎

薏米、薏苡根（切段）各 30 克。2 味水煎，去渣饮汁。早晚空腹饮，连用 10 余剂。此方具有利浊去湿、引血下行的功效，适用于痰浊水饮、阻滞胞经之闭经症。

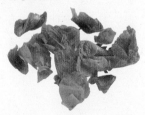

散瘀止血首选三七粉

黄老师49岁，在一所中学做教务主任。以前身体都挺好的，近几年却一直被月经不调困扰，黄老师觉得自己快50岁了，月经失调情况也不太严重，自己也没什么大碍，就没太在意，但是最近情况却越来越不乐观了。

一次正在上课，黄老师就觉得下身不对劲，课下去卫生间一看，果然是月经来了。可是上次月经才刚走1个多星期呀，并且这次量特别大，一直持续了10天才结束。可能是失血过多，黄老师经常觉得头晕目眩，心慌疲乏，站一会儿就得坐下歇歇。

还没缓过劲来，2个星期之后月经又来了，还是淋漓不尽，弄得黄老师头晕无力，身体虚弱，腰酸背痛。黄老师的丈夫看她天天有气无力的，脸都变成菜色了，赶紧请假带她来看中医。

臧医生根据黄老师的描述得知，她行经期间血色淡红，没有血块，血量大；又把了把脉，看了舌苔，脉沉细无力，舌淡黯，苔薄白，属于肾气不足导致的肾虚型崩漏。崩漏是月经的周期、经期、经量发生严重失常的病症，崩漏是中医病名，相当于西医病名为无排卵性功能性子宫出血。该病发病急骤，暴下如注，大量出血者为"崩"；病势缓，出血量少，淋漓不绝者为"漏"，可能发生在月经初潮后至绝经的任何年龄。

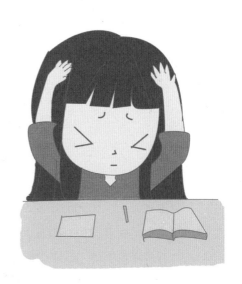

中医认为，崩漏的病因主要是肾—天癸—冲任—胞宫轴的严重失调，冲任损伤，不能制约经血，使子宫藏泄失常，故经乱无期，经血量多，淋漓不断；外府失荣，故腰痛如折，畏寒肢冷。

臧医生根据黄老师的病情开了温肾助阳的中药方子，并加上一个偏方：三七粉。将三七研细末，加水冲服，每次1.5~3克，每日2次，可以散瘀止血，消肿定痛。因为三七粉富含三七皂苷、三七多糖、三七素、黄酮等有效成分，具有止血、活血化瘀、消肿定痛、滋补强壮、抗疲劳、耐缺氧、抗衰老、提高机体免疫功能等作用，可用于崩漏、经期延长、吐血、二便下血等体内外各种出血症。

臧医生叮嘱黄老师，女人月经过多、经期延长、月经先期出血倾向等症状要引起注意，以防发展成崩漏。崩漏一旦发生，须及早治疗，并加强锻炼，重视个人卫生，防止感染，调节饮食，增强营养，多吃含蛋白质丰富的食物及蔬菜水果，保持心情舒畅，劳逸结合。

这里要提醒一下：不同年龄阶段妇女患崩漏的病机和治疗是不一样的。比如青春期患者多属于天癸初至，先天肾气不足，治疗以补肾为主；育龄期患者多见肝郁血热，治疗以疏肝理气，调补肝肾为主；更年期患者多因天癸渐衰，肝肾亏损，或脾肾虚弱，治疗以补益肝肾或健脾益肾为主。因此，治疗崩漏，要因人而异，不能以一概全。

最灵老偏方：三七粉

● 将三七研细末，加水冲服，每次1.5~3克，每日2次，2周为1个疗程。三七粉具有止血、活血化瘀、消肿定痛、滋补强壮、抗疲劳、耐缺氧、抗衰老、提高机体免疫功能等作用，可用于崩漏、经期延长等体内外各种出血症。

更多调理方

醋煮豆腐

豆腐 250 克，食醋 120 毫升。将豆腐用清水清洗，放入水中浸泡 3 分钟，取出控干水分，放入锅中，加入适量醋和少许水，大火煮沸，转小火煮熟即成。1 次服完，可连服数日，血止后停服。本方适用于血热崩漏症。

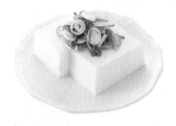

桑寄生红糖水

桑寄生 30 克，红糖 15 克。将桑寄生用清水稍微冲洗，放入锅中，加入适量清水，用大火煮沸，转小火煎。水煎 2 次，去渣取汁液，将其混合，放入适量红糖，再煮片刻即可。分 3 次服，每日 1 剂。此方补肝肾、强筋骨、益气养血，适用于崩漏症。

四物汤

当归 9 克，川芎 6 克，白芍 9 克，熟地 12 克。将当归、川芎、白芍、熟地分别用清水略微冲洗一下，一起放入锅中，加入适量清水，以大火煮沸，

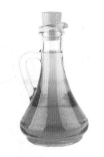

转小火煎煮成汤剂，去渣取汁液，每剂煎 3 次，分早、午、晚空腹时服。本方有补血和血、调经化瘀等功效，主要用于妇科月经不调、胎产疾病等辨证属营血虚滞者，以及骨伤科疾病、神经性头痛等属营血虚滞，脏腑形体失濡者。

黄酒猪皮冻

猪皮 1000 克，黄酒 200 毫升，红糖 100 克，田七 50 克。将田七洗净后凉干，切成末备用；猪皮处理干净后放入锅中，加入适量清水，以大火煮沸，转小火慢慢炖煮至黏稠状。此时放入田七末、黄酒、红糖，搅匀后续煮炼成膏状即可。装入碗中，放入冰箱冷藏备用。每次取 30 克服用即可。此方适用于血热崩漏症。

枸杞散

枸杞叶和嫩茎适量。洗净用开水稍烫，滤干水分，切细晒干，入锅用小火炒成黄褐色，装瓶密封。每次取 6 克，开水冲泡即可。此方可补虚益精、清热止渴，适用于虚劳发热、烦渴、崩漏带下等症。

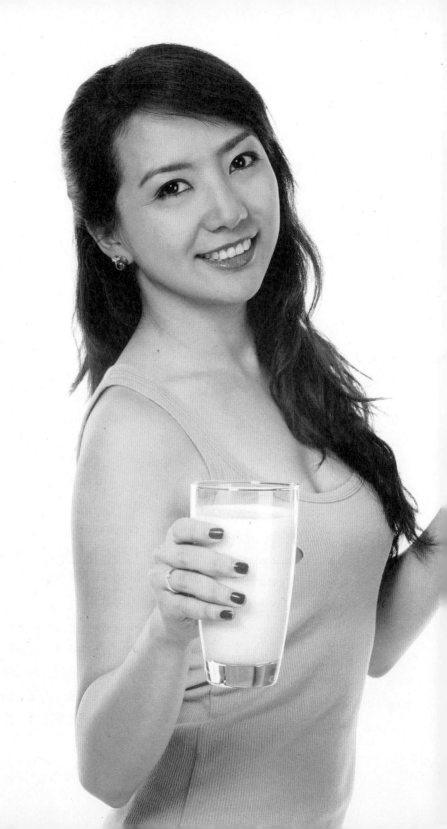

第三章
乳房保养小偏方

本章介绍了4种女性常见的乳房问题，有胸部下垂、乳晕色深、胸部不丰满、乳腺炎。这些问题有些影响女性身体曲线的完美，造成女性自卑心理，有些严重影响了女性身体健康，甚至危及生命。本章根据乳房的各种问题，推荐了多种偏方，让女性更健康、更美丽、更自信！

胸部下垂： 正常情况下，乳头的水平位置是在乳房下皱襞之上，若掉在其下即是所谓的乳房下垂，尤其是年轻的妇女。

乳晕色深： 乳晕是乳头周围皮肤色素沉着较深的环形区，乳晕的颜色因人而异，一般呈淡褐红色，如果乳头、乳晕颜色发黑，称为乳晕色深。

胸部不丰满： 乳房发育受到遗传因素、营养、环境等多种因素的影响，乳房发育不充分、不完善，比较扁平。

乳腺炎： 乳腺炎是女性常见的疾病，中医称为"乳痈"。初产妇急性乳腺炎的发病率高达 2%~4%。乳汁淤积伴发细菌感染而发病，呈急性炎症表现，红肿热痛，寒战高热。

扩胸运动好处多

一些女性为胸小苦恼，一些较为丰满的女性却为胸部下垂郁闷。的确，乳房下垂不仅影响美态，让人产生自卑心理；另一方面，由于乳房下垂较重，可致行动不便，颈肩部不适，两侧乳房皱褶处由于摩擦或温度过高还会造成糜烂或湿疹等。

郭卉从小在单亲家庭长大，和爸爸一起生活；青春期发育的时候，也没有人教，一直没穿过文胸，当时就有点轻微的乳房下垂；后来上大学和室友们一起交流，学会了穿文胸，大家发现郭卉的胸部饱满圆润，都羡慕不已。

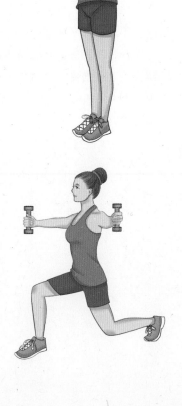

后来结婚怀孕，生下孩子后又用母乳喂养，郭卉变成了一个幸福的妈妈。但是令她没想到的是，曾经烦恼过的乳房下垂问题又来了，并且更严重了：不穿文胸的时候，胸部垂下来像两只布袋子，难看死了。郭卉心里很郁闷，久违的自卑心理又回来了。

后来郭卉因为月经不调的问题来找臧医生看病，臧医生给她看完之后，郭卉犹犹豫豫地问："臧医生，乳房下垂能治吗？我生完孩子都一年了，胸部越来越垂，还能恢复吗？"

臧医生对她说："生完宝宝后，身材的保养也是不可忽视的。由于女性在哺乳期乳腺内充满乳汁，重量明显增大，很容易加重下垂的程度。在这一关键时期，一定要佩戴文胸，不要营养过剩，使乳汁剩余过多。停止哺乳后更要注意乳房的呵护，以防乳房突然变小，下垂加重。另外，适当的运动也可使胸部挺拔。你可以回去试试。"

臧医生给郭卉介绍了一个简单的扩胸运动：选择一个力量不那么强的拉力器，双手慢慢拉开，向身体两侧做扩展拉伸，慢慢控制拉力器，还原。如此重复 15 次，每天 3 组。注意体会双乳挺拔、乳沟挤压的感觉。此方法可以活跃乳房周围的血管和乳腺，保持乳晕色泽鲜活，使肌肤充分紧致，促进腺体组织良性生长。

郭卉回去后每天坚持做扩胸运动。3 个月后，原本下垂的乳房果然挺拔了不少。

造成乳房下垂的原因有很多，有些是因为体重突然间的增减，亦即突然变胖或是突然变很瘦；有些是因为乳房皮肤太过松弛；乳房太大太重，亦即巨乳症也容易引起乳房下垂；不正确佩戴文胸也会引起乳房不同程度下垂。

避免乳房下垂的关键在于预防。乳房健美要从少女时期抓起，特别是母亲属于乳房下垂者，更应引起足够重视。当乳房发育的时候，应特别注意乳房卫生保健，防止乳房被撞击、挤压；注意睡眠姿势，不宜俯卧，提倡仰卧；及时佩戴文胸，不要拘泥到多大年龄才使用文胸，只要乳房发育至乳头到胸壁皮肤反折处的下缘超过 10 厘米，就应随时佩戴，以防乳房过重造成进一步下垂。

最灵老偏方：扩胸运动

● 选择一个力量不那么强的拉力器，双手慢慢拉开，向身体两侧做扩展拉伸，慢慢控制拉力器，还原。如此重复 15 次，每天 3 组。注意体会双乳挺拔、乳沟挤压的感觉。此方法可以活跃乳房周围的血管，保持乳晕鲜活色泽，充分紧致肌肤，且活跃乳腺，促进腺体组织良性生长。

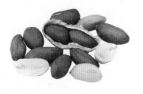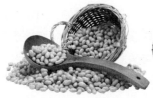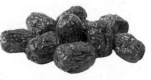

玉女补乳酥

花生 100 克，去核红枣 100 克，黄豆 100 克。将花生及黄豆连皮烘干后，磨成粉；红枣切碎，与花生、黄豆粉充分拌匀，加少许水后，将其揉成小球，再压成小圆饼形状；烤箱预热 10 分钟，再以 150℃烘烤 15 分钟即可。此方可以刺激雌激素分泌，对丰胸很有效果。

黄芪红枣茶

将 3~5 片黄芪和 3 个红枣用沸水冲泡，待温热时饮用。此方可以排除体内毒素，促进第二性征发育。

胸部伸展运动

身体直立，双手交叉放在身后，手臂伸直，头微微抬起。保持静止姿势 15~25 秒，还原到起始位置。此法可以使胸部结实，防止下垂。

仰卧负重拉起

平躺在垫子上，双手握重物（如矿泉水瓶）伸展放在地面上，慢慢将双臂伸直向头上方拉伸，然后手臂垂直于胸部，肘关节向内侧收紧。如此循环 12~15 次，共 3 组。此方法可以使乳房结实丰满。

跪式支椅俯卧撑

力量小的女性可借助与肩同宽或略宽的椅子，双手扶在椅面上，做俯卧撑动作。身体尽量下垂，把胸肌充分拉长，注意胸部落在椅子边缘上，再用力撑起。做 3 组，每组做 12~15 次。用力时呼气，还原时吸气。此方法可以丰满胸部，使之紧致。

毛巾扩胸操

站立姿势，双脚分开与肩同宽，将毛巾围绕在腰间，并夹紧腋部，手臂向内交叉拉伸，保持这个动作 8 秒钟，之后放松，重复做 10 次。这个毛巾扩胸操可以起到使胸部紧实、提高胸线、加深乳沟及预防胸部下垂的作用。

赤小豆花生豆浆助你解决乳晕色深问题

有一天臧医生正在外边遛弯儿，碰上一个以前的女病人，在臧医生这里看过更年期综合征。她看见臧医生就热情地打招呼，聊了两句家常，臧医生看她欲言又止，神情怪怪的，就问她是不是身体还有什么问题。

她尴尬地笑了笑，说："是我女儿小丹……怎么说呢？我女儿今年24岁，她从发育开始乳头颜色就比较暗，有点紫色。现在很多人都说什么，女孩子没有性行为的乳头是粉红色的，经常发生性行为或者怀孕生过孩子的颜色才会变深。前一段时间，小丹交了个男朋友，年轻人的事情我也说不清，反正就是那个男的发现了她乳晕颜色比较深，怀疑她情史复杂，私生活不检点，心里有点疙瘩。小丹很委屈，又说不出什么来，自己在家里怄气，还怪我没有遗传好……臧医生，女孩子乳晕颜色深正常吗？"

臧医生告诉她，一般而言，少女的乳头和乳晕呈淡褐红色，而不是粉红色，但是也不绝对。不同的女性，乳晕的大小和色泽都不一样。通常肤色白的人趋于粉红色，而皮肤黑点的趋于棕色，如果是黑人，就趋于深棕色或黑色。女性如果雌激素水平较高，就会出现乳头发黑、乳晕及小阴唇的颜色发黑现象，这是一种健康的女性特征。另外，过多地接触阳光，接受

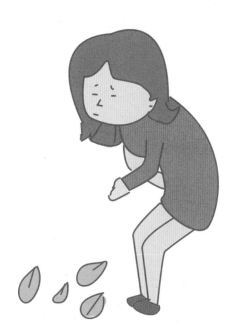

大量紫外线照射，也会加重色素沉淀；过度的刺激，如频繁的性生活、婴儿吸吮、常穿粗糙的内衣增加摩擦等，都会不同程度地使黑色素沉淀。所以说，从乳晕颜色判断是否有过性行为或性经验是不是丰富，是不科学的。

如果实在是心里有疙瘩，对自己不满意，臧医生建议可以喝点红糖花生豆浆改善一下。红糖不仅益气补血、活血化瘀，其中蕴含的大量营养物质，还可加速皮肤细胞代谢，有效调节各种色素代谢过程，减少局部色素的异常堆积；花生所含有的儿茶素、赖氨酸对人体起抗老化的作用，其中的脂肪油和蛋白质，有滋补气血、养血润肤作用。该款豆浆有补虚润燥之功，可调节内分泌、延缓衰老、美白养颜、淡化暗疮等。

另外，解决乳晕色深的问题，除了做好防晒工作，不穿粗糙的内衣之外，还要注意按摩时尽量避开乳晕，不要用太热的水来清洗胸部，可用温水或冷水对着胸部冲洗。

后来，臧医生又碰上这位女士的时候，她告诉臧医生按照臧医生的偏方，女儿乳晕颜色真的变淡了，整个人自信多了。

其实，有的女性乳晕色深是天生的，有的是慢慢加深的。一般来说，女子妊娠后，由于体内雌激素和孕激素增加，导致乳头乳晕颜色加深，是正常的生理变化。但如果乳头乳晕颜色加深的同时，还伴有周围奇痒，或者有小结节生成，要警惕增生性病变或卵巢肿瘤等疾病，应尽快就诊，查明病因，及时治疗。

最灵老偏方：红糖花生豆浆

- 黄豆50克，花生30克，红糖适量。黄豆、花生提前泡发后，放入豆浆机中，加入清水，打好过滤一下，随意加红糖饮用。此方可加速皮肤细胞代谢，减少色素的异常堆积，美白养颜，可长期服用。

更多调理方

红薯粥

新鲜红薯250克，大米100克。将红薯（以红皮黄心者为最好）洗净，连皮切成小块，加水与米同煮成稀粥即成。此方含有非常丰富的维生素A和维生素C，不仅排毒，还有美容效果。

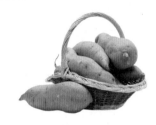

肉苁蓉煮鸭蛋

肉苁蓉、杭菊、松子仁各10克，鸭蛋2个。共煮，待蛋熟敲开一头再煮，弃渣食蛋。每日服1次。此方适用于青春期女性乳晕色深。

人参莲子汤

人参5克，莲子20克，冰糖10克。共炖1~2小时，隔日1次。此方适用于成年女性乳晕色深。

胡桃仁丸

胡桃仁120克，捣膏，补骨脂、杜仲各120克，杵匀入前膏，揉成如梧桐子大小的丸。空腹温酒盐汤吞服50丸。此方能益血添髓，润肤美白。

莲子百合赤小豆粥

小米20克，赤小豆30克，百合10克，莲子20克，冰糖适量。赤小豆、莲子、百合用水洗净，浸泡半小时。砂锅中加清水，中火烧开，放入莲子、百合、赤小豆，小火煮20分钟左右，放入小米，再煮10分钟，放冰糖，用勺子搅拌，粥稠即可。此方富含营养，能增强人体机体免疫功能，还有补血、改善气色的功效。

蜂蜜面粉膜

蜂蜜、面粉或珍珠粉，以1：3的比例并加水搅拌成糊状，涂在乳晕上，15分钟后洗掉；用热毛巾敷几遍后，用化妆棉蘸爽肤水或柔肤水擦一下。每周2次。此方可恢复乳晕嫩红。

温水冲击法

做丰胸按摩时尽量避开乳晕及乳头部位，因为摩擦后，该部位皮脂层会慢慢增厚，黑色素会变得比较明显。不要用太热的水来搓胸部，可用温水或冷水对着胸部冲洗，能令乳晕颜色及乳房形状更漂亮。

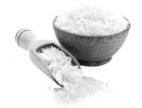

黄芪焖猪蹄，健脾丰胸有奇效

雯雯是大二学生，刚刚 20 岁，长得清清秀秀的，苗条纤弱，有点古典美女的韵味。令人羡慕的是，雯雯还是个不会长胖的"吃货"。对于雯雯来说，美食大过天，她从来不忌口，但一直没胖过。只是在别人对雯雯的"苗条"体质眼馋时，雯雯心里却一声接一声地哀叹："你只知道我怎么吃都不胖，却不知道我羡慕别人身体有曲线。"

这是雯雯心里最大的痛，从青春期开始就有人叫她"飞机场"。看着别的女生突出的胸部，平胸的雯雯走路都低着头，弓着背，恨不能把自己藏起来。妈妈发现后，给强制扳了回来，又给她补充大量营养，鱼肉蔬果源源不断。雯雯也来者不拒，从来没有节食过，但是胸部还是没多大变化。为了掩盖平板身材，雯雯只能选择一些不显身材的宽大袍子穿。虽然上大学之后，人开朗了很多，但是心里总是有一块缺憾。听到室友们讨论胸部大小、买什么型号文胸之类的话题，她都很受刺激。

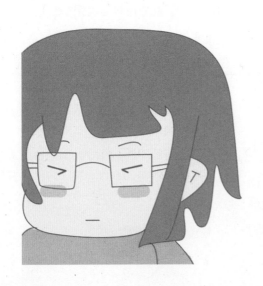

有一次雯雯经不住诱惑，在网上买了一件比较厚的内衣，穿上之后身体曲线明显改善不少，却被同学大大咧咧取笑"虚假的繁荣"。雯雯气坏了，却无言以对，什么时候才能真真正正地挺起胸来啊？

臧医生看雯雯的确瘦骨嶙峋，给她把过脉后，发现脉细沉，判断是脾胃虚弱导致吸收不好。因缺乏足够营养导致身材消瘦，胸部发育不充分。

中医认为，乳房的发育和脏腑、经络、气血密切相关，其中受肝、脾、胃、肾等影响最大。所以，中医丰胸多从补肝益肾、健脾养胃入手，调节机体内分泌功能，促进雌激素分泌，促进乳房二次发育。

臧医生给雯雯开了健脾养血的中药，并建议她食用一个丰胸的小方子：黄芪焖猪蹄。黄芪补气健脾，益气升阳，对于肠管黏膜的损伤有修复、保护作用，也有加强吸收的功效；而猪蹄中含有较多蛋白质、脂肪和糖类，并含有钙、磷、镁、铁以及维生素 A、维生素 D、维生素 E、维生素 K 等有益成分，能增加身体的脂肪含量。

其实女性丰胸，可以把握月经期后一个星期的黄金时间，多吃一些富含维生素 E、B 族维生素、蛋白质以及能促进性激素分泌的食物，从而达到丰胸的目的；另外，要保持心情愉快，锻炼身体，改善睡眠，还可以配合胸部按摩，促进血液循环以及淋巴循环。

雯雯回去后，坚持吃药和调理方，过了大概 2 个月，胸部就开始渐渐丰满了，身体丰盈了不少，气色也变好了。她高兴地打来电话："医生，你太神奇了！我以后生病都找你看。"臧医生哭笑不得，让她好好吃饭，多多锻炼，尽量少生病。

最灵老偏方：黄芪焖猪蹄

- 准备黄芪和怀山药各 30 克，红枣 10 个，花生 100 克，黄豆 50 克，猪蹄 1 只。将猪蹄斩成小段先煮半小时，将黄豆、黄芪、花生、怀山药、红枣等一起下锅，小火煲至猪蹄酥烂即可。每周服用 2~3 次，半个月为 1 个疗程。此方能起到丰胸效果。

花生红枣黄芪粥

黄芪 20 克，花生 100 克，去核红枣 100 克。将 3 种食材洗净同煮成粥即可。经期后连食 7 天。此方健脾和胃、益气养血，有丰胸效果。

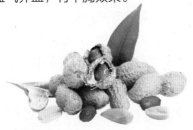

木瓜带鱼汤

鲜木瓜 150 克，带鱼 250 克。将鲜木瓜洗净切片，带鱼去除内脏，不要刮去鱼身表面的银白色物质，切成块，与木瓜一同放入锅中煮，加入酱油、醋、葱花、姜等调味即可。每天食用 1 次，连续食用半个月。此方可提高胸部对蛋白质的吸收，满足胸部发育所需营养。

木瓜茶

把木瓜切成木瓜盅，去籽，放入茶叶，倒上热水，加上盖子，闷几分钟即可；或者在木瓜盅里放四五块猪排，根据口味加少许蒜末、辣椒、蚝油、米酒等；放入锅中清炖 40 分钟即可。此方可促进卵巢雌激素合成，使女性胸部丰满。

红糖花生豆浆

生花生 20 克，黄豆浆 200 毫升，红糖 10 克。将花生洗净磨成浆，与豆浆混合，最后加入红糖煮化搅匀即可。也可直接将花生和黄豆放入豆浆机中，再向花生豆浆中加入红糖。15 天 1 个疗程。此方可补充气血，从而使乳房丰满。

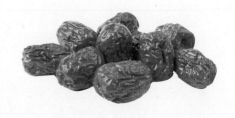

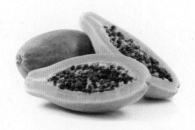

橘核泡水饮防治乳腺炎

临床上，乳腺炎是初产妇常见的一种病症，发病率占乳腺疾病的首位。病因主要有乳腺管阻塞，乳汁淤积，或因婴儿吸乳时损伤乳头所导致。另外，产后体质虚弱免疫力下降、包裹太严、出汗较多、清洗不够、乳房局部潮湿、哺乳期乳房受挤压、撞击等也容易诱发乳腺炎。

靳鑫 33 岁才生孩子，宝贝得不得了。从怀孕开始就给宝宝准备最好的，孩子生下后靳鑫坚持自己带，母乳喂养，尽自己最大的能力照顾宝宝。谁知给宝宝哺乳才一个月，靳鑫的乳头就开始皲裂、胀痛、红肿发热，根本就不敢喂奶，一喂就痛得不得了，里面好像有一个硬块，一跳一跳地疼，严重时碰都不敢碰。

看着孩子饿得"哇哇"大哭，靳鑫心疼得直掉眼泪。孩子好不容易被生下，连奶水都吃不到，可怎么办？

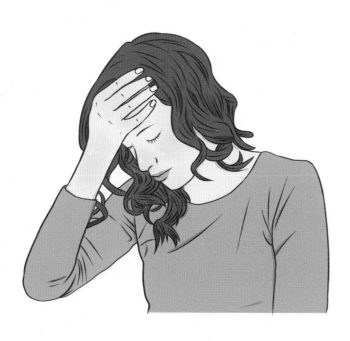

光哭也没用，为了孩子的口粮，靳鑫让丈夫陪着来到诊室治疗。臧医生看靳鑫舌红苔黄，脉浮数，是淤乳导致的急性乳腺炎，中医也叫"乳痈"，是乳汁淤积在里，久而化热，经脉不通，而导致乳房胀痛、乳汁不畅。症状表现为乳房肿痛、皮肤微红、排乳不畅、恶寒发热、口渴等。

靳鑫担心吃药影响乳汁质量，对孩子不好，问臧医生有没有不吃药的办法。臧医生根据她的身体情况，给她推荐了一个调理方：橘核饮。用橘核泡水代茶饮。中医认为，橘核味苦，性平，理气，散结，止痛，可用于疝气疼痛、睾丸肿痛、乳痈乳癖，对急性乳腺炎有防治作用。

这个方子很管用，靳鑫喝了几次后，肿痛就减轻了；又喝了几次，乳腺炎也慢慢缓解了。孩子有奶了，靳鑫非常开心。

其实，预防乳腺炎的主要措施是要防止乳汁淤积和细菌感染。妊娠期及哺乳期的女性一定要保持乳头的清洁，最好用温开水清洗乳房，不要用香皂类等碱性清洁物品，以免皮肤上碱性菌种增生，使乳房局部酸化困难，从而诱发乳腺炎；养成定时哺乳的习惯，每次哺乳时将乳汁吸净；假如乳头已有破损或皲裂，应暂时停止哺乳，待伤口愈合后再进行；还要注意不要让宝宝含着乳头入睡。

另外，乳腺炎的发病原因还包括精神因素。精神过于紧张、情绪过于激动等都可改变人体内环境，影响内分泌系统功能，使原本该复原的乳腺组织得不到复原或复原不全。因此，保持愉悦的心情，避免抑郁对女性也很重要。中医有句话叫"药补不如食补，食补不如神补"，所谓的神补就是调神，关键就是要调理神明，尽可能不生气或少生气。

最灵老偏方：橘核饮

- 橘核 25 克，泡水代茶饮。7 天为 1 个疗程。橘核味苦性平，具有理气、散结、止痛的功效，可用于疝气疼痛、乳痈乳癖，可预防及治疗急性乳腺炎。

黄花菜炖猪蹄

干黄花菜25克，猪蹄1只，盐适量。将干黄花菜泡发，撕成细丝；猪蹄处理干净，剁成小块，共放入锅中，加水炖煮，加盐调味。煮熟后吃肉、喝汤，每日1剂。本方适用于乳腺炎初期。

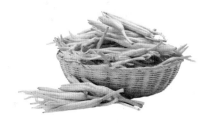

猪蹄煲

猪蹄1只，金银花30克，白芷、桔梗、漏芦、赤芍各10克，茅根15克。将药物混合装入纱布袋中，把纱布袋与猪蹄一起水煮，待猪蹄快熟时加其他调味品。此方有治疗乳腺炎的疗效。

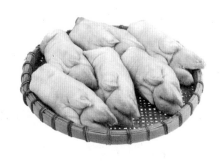

蒲公英茶

蜂房10克，蒲公英50克，紫花地丁20克。一同用水煎服，在乳腺炎的初期服用效果很好。

鲜橙汁冲米酒

鲜橙汁80毫升，米酒15毫升。取一个干净的小碗，倒入适量鲜橙汁（橙汁最好是现榨的，这样比较新鲜，口感也好），将米酒倒入小碗中，搅匀即可服用。每日2次。此方适用于妇女急性乳腺炎早期，妇女乳汁排出不畅、乳房红肿、硬结疼痛等症。

花椒叶米酒方

花椒叶（鲜叶），米酒适量。将花椒叶清洗干净，沥干，捣烂如泥，加入适量米酒拌匀，敷患处。每日换药2~3次，连续敷3~5日，以痊愈为度。本方适用于产后乳络阻塞、外流不畅，瘀而成痈，乳痈初起。

蒲公英金银花粥

蒲公英60克，金银花30克，粳米50克。先将蒲公英、金银花分别用清水冲洗一下，放入锅中，加水煎，去渣取汁；粳米洗净入锅，再加入药汁，熬煮成粥即可食用，每日1剂。本方对乳腺炎有辅助治疗的功效。

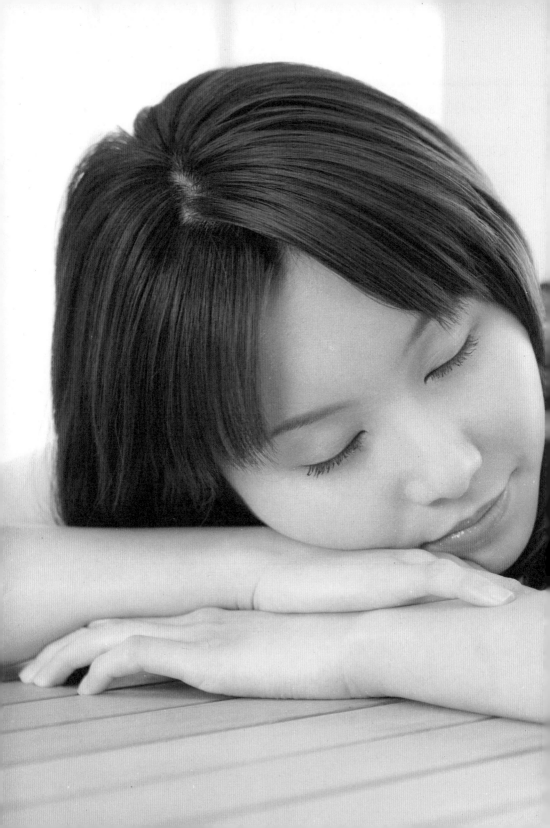

第四章
妇科疾病小偏方

本章介绍了8种常见妇科病，有白带异常、外阴瘙痒、阴道干涩、阴道炎、尿路感染、盆腔炎、宫颈炎、卵巢早衰。这些疾病不仅仅带来了强烈的不适感，还伴随着因治疗不当而导致病情反复发作的痛苦。本章针对常见妇科疾病的特点，推荐了多个偏方，供女性患者选择和使用，帮助女性早日走出疾病的烦恼，重新焕发自信美丽。

白带异常：白带异常是指女性阴道分泌物量的增多，如果白带增多且伴有多种病症出现，就要警惕妇科疾病的发生。

外阴瘙痒：外阴是特别敏感的部位，妇科多种病变及外来刺激均可引起瘙痒，使人寝食难安、坐卧不宁。

阴道干涩：阴道干涩症是指妇女阴道分泌物显著减少的妇科杂症，又称阴道干燥症。

阴道炎：阴道炎是在阴道的自然防御功能受到破坏时，病原体侵入所导致的炎症。

尿路感染：尿路感染是尿路上皮对细菌侵入导致的炎症反应，通常伴随有菌尿和脓尿。

盆腔炎：盆腔炎是指女性盆腔生殖器官、子宫周围的结缔组织及盆腔腹膜的炎症。

宫颈炎：宫颈炎包括子宫颈阴道部炎症及子宫颈管黏膜炎症，症状有阴道分泌物增多、呈黏液脓性、阴部瘙痒、灼热感等。

卵巢早衰：卵巢早衰是指卵巢功能衰竭所导致的40岁之前即闭经的现象。

白果蒸鸡蛋拯救白带异常女性

藏医生以前做主任医生的时候，接待过一个女病人燕燕，20岁刚出头，是个小学老师。人落落大方也挺漂亮，但是藏医生一问她哪里不舒服，她就有点儿脸红，很不好意思地说："医生，我得了脏病了。"

原来，燕燕大学毕业刚参加工作不到1年，工作热情很高，各方面表现非常积极，经常熬夜备课；教完课还听别的老师上课学习经验；课下和学生打成一片，是深受学校师生喜爱的青年老师。可就在几个星期前，燕燕明显觉得自己下身分泌物增多，内裤总是湿湿的，又不是月经，颜色黄黄的有点儿浑浊，量非常多，味道也有点怪。

燕燕以为自己卫生工作做得不到位，每天用水冲洗，可一点用都没有；又偷偷地跑去药店买了外阴洗液，洗了一个星期不但没有效果，反而还有加重的迹象。燕燕彻底慌了，觉得自己脏脏的，都不敢和别人靠得太近了；有学生来问问题也是赶紧说几句就逃，整个人变得郁郁寡欢。同事都关心地问她出了什么事，还有学生问燕燕是不是自己太淘气，惹老师不高兴了。燕燕很苦恼，又实在说不出原因，只好来看医生了。

燕燕问藏医生："医生，其实我挺讲卫生的，私生活也检点，为什么还会得这种病？"藏医生根据燕燕的描述，再看她两足跗肿，舌淡苔白，脉缓弱，正是脾虚导致的带下病，又称白带异常。俗话说"十女九带"，女性白带异常不少是由不洁性生活导致的，但不是说未婚女孩就不会得。不良的生活和卫生习惯、妇科疾病、肿瘤或身体虚弱都有可能导致白带异常。

中医学认为，白带异常的主要原因是脾虚肝郁，湿热下注，以致带脉失约，冲任失调，临床表现以阴道分泌物量多为主，同时带下色白、质稀、味腥，或色黄、质稠，如涕如脓，且连绵不断。

根据燕燕的情况，藏医生给她开了一个有效的老偏方：白果蒸鸡蛋。将去壳白果放入开孔的鸡蛋里，封口蒸熟，每天吃1次，连吃数天即可见效。白果具有收涩止带、除湿的作用，对气虚或肾气不固、脾虚或脾肾两虚、白浊带下均有疗效。无论是下元虚衰，白带清稀还是湿热下注、带下黄浊均可使用；鸡蛋味甘性平，有补中益气、滋阴润燥等作用。两者共同发挥作用，对治白带异常颇有效果。

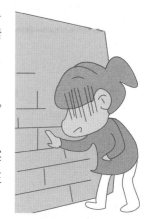

一边开方子，臧医生一边告诉燕燕，其实白带和月经一样，是女性正常的生理表现。正常白带能起到自净作用，对女性健康是有益的，并不是见不得天日的淫秽之物，也不是病态。因此，不要有心理负担，也不要焦虑和惶恐。一旦白带异常，可能是身体在发出警报，预示着某些疾病的发生，要及时看医生。

临走前，臧医生嘱咐燕燕，中医讲究"三分医，七分养，十分防"。除了偏方，平时还要注意饮食，不食生冷及辛辣煎炸食物；多参加体育锻炼；注意保暖，讲究卫生，尤其是经期卫生，防止感染。

过了大概1个星期，燕燕特意打电话给臧医生，说吃了白果蒸鸡蛋，又按照臧医生的嘱咐调养，身体好多了，白带少了，也没有异味了，又恢复了自信。

最灵老偏方：白果蒸鸡蛋

● 准备鲜鸡蛋1个，白果2枚。将鸡蛋的一端开孔，白果去壳，纳入鸡蛋内，用纸封住小孔，口朝上放碟中，隔水蒸熟即可。每日1次，连食7天。此方适用于白带过多者。

更多调理方

马齿苋蛋清

马齿苋100克，鸡蛋2个。将马齿苋洗净捣烂，取汁倒入碗中，加入鸡蛋清，食用时加入温水。每天1~2次。此方适用于湿热蕴毒型白带异常症。

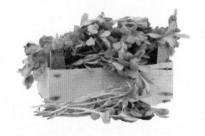

冰糖冬瓜子汤

冰糖30克，冬瓜子30克。将冬瓜子洗净捣末，加冰糖，倒入开水，放在陶罐内，用文火隔水炖好服食。每日2次，连服5~7日。此方清化祛湿，适用于湿热型白带增多、阴中瘙痒症。

胡椒鸡蛋

白胡椒10粒研为末，鸡蛋1个。将鸡蛋开一小孔，蛋内加入胡椒粉，以纸封固，煨熟食之。此方适用于白带发黄、白带稀少症。

鸡肉白果煎

鸡肉200克，白果10克，党参30克，白术10克，怀山药30克，茯苓15克，黄芪30克，盐适量。将党参、白术、怀山药、茯苓、黄芪用清水稍微冲洗，与鸡肉、白果一起放入锅中，加入适量清水，以大火煮沸，转小火煮至肉烂，去药渣，放入适量盐调味，饮汤食肉。每日1剂。此方适用于带下病，症见带下色白或淡黄、质黏稠、绵绵不断。

芹菜籽酒

芹菜籽30克，黄酒适量。将芹菜籽在黄酒中浸泡5天后饮用。此方适用于带下病，及产后脘腹疼痛等症。

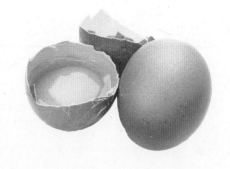

白果仁冰糖水治瘙痒

很多女性都有过外阴瘙痒的症状，但因为外阴位置敏感，大部分人或是置之不理，或是自己买药清洗。其实，外阴瘙痒是常见的妇科疾病，妇科多种病变及外来刺激均可引起瘙痒，使人寝食难安、坐卧不宁，应及时诊治。

冰丽是个引人注目的美女，打扮又时尚，一双大长腿跟模特似的。来到医院诊室的时候，引起了很高的回头率。只是她面色忧郁，坐下来欲言又止，好半天才难为情地说："医生，下面特别痒，难受死了。"

据冰丽说，她最自豪的就是自己的美腿了，朋友们都说她可以做牛仔裤的广告模特。为了凸显自己的优势，冰丽平时很爱穿修身的牛仔裤、紧身的打底裤、迷你短裤，也

经常为了搭配衣服穿一些丁字裤什么的。不知道是不是这些原因，最近一段日子她的外阴特别瘙痒，连走路都困难，在外面的时候又不能抓，简直要了命；私下里抓几下，却越抓越痒，越痒越抓，痛苦不堪。她很害怕是不是得了什么妇科炎症。

臧医生说，外阴瘙痒的确跟一些生活习惯有关，比如不注意个人卫生、常穿不透气的内裤、裤子太紧等，都有可能造成外阴瘙痒。臧医生看冰丽舌红苔黄腻，脉弦数，就问她是不是有失眠、小便黄赤等症状，冰丽忙不迭地点头："是啊，这也有关系啊？"

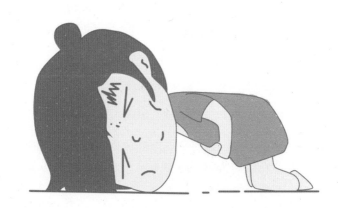

臧医生告诉她，中医认为外阴瘙痒的病因主要是肝、肾、脾功能失常，常见的就是肝经湿热症，表现有阴部瘙痒、胸闷不舒、口苦咽干、带下量多、色黄稠、烦躁失眠、小便黄赤等。

臧医生给她推荐了一个调理方：白果仁冰糖水。将白果仁去心加入冰糖水煎 1 小时即可饮用。白果性平，味甘、涩，归肺经，有敛肺定喘、止带缩尿及化痰的功能，外用则能消毒杀虫；冰糖能补中益气、和胃润肺、止咳化痰、去烦止渴、清热降浊、养阴生津、止汗解毒等。此方能去腐生肌、解毒杀虫，适用于阴部瘙痒患者。

臧医生叮嘱冰丽，日常生活中，一定要注意做好阴部的清洁卫生，每日用温水清洗外阴部，并对生活用品进行热水消毒；避免经期性生活，经期免疫力低下，性生活很容易造成感染；在饮食方面，要注意营养均衡，最好是选择清淡的、易于消化的食物，不要吃生冷、辛辣等刺激性的食物；

一旦疾病发生，宜尽早去医院检查，早期诊断，得到正确及时的治疗。

两周之后，冰丽打来电话，兴奋地说她的身体已经好了，外阴也不再痒了，还说以后再也不会天天都穿紧身裤子了。

其实，女性外阴瘙痒除了与不良生活习惯有关外，阴道滴虫病、阴道真菌病、淋病、宫颈癌及卫生纸刺激等亦可引起；更年期妇女外阴瘙痒则可能与自主神经功能紊乱及性激素水平降低有关。此外，有些患者患有阴虱病，阴虱的叮咬及其毒汁、排泄物可导致皮肤发痒、产生脱屑，并继发湿疹样改变和毛囊炎，引起外阴瘙痒。有的外阴瘙痒甚至会伴有外阴疼痛、灼烧感，以及小便和性交痛等，严重影响着女性的生活质量。因此，臧医生建议女性朋友一旦出现症状，应及时去医院检查，对症治疗。平时注意不要总坐着，多做运动，穿透气性好的内裤。

最灵老偏方：白果仁冰糖水

- 准备白果仁 200 克，冰糖 3 克。将白果仁去心加入冰糖，水煎 1 小时左右即可饮用。每天 1 ~ 2 次，连服 7 ~ 10 天。此方可去腐生肌，解毒杀虫。

更多调理方

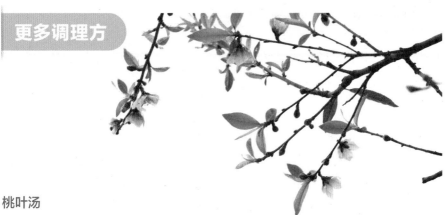

桃叶汤

取鲜桃叶 500 克。加水煎汤熏洗患部，每天洗 2 次；或用杨桃叶适量捣烂，用纱布包好塞入阴道内，每天换 2 次，连用 1 周。此方具有清热解毒、杀虫止痒的功效，适用于阴道滴虫等症的治疗。

绿豆海带粥

绿豆、海带各 30 克，白糖适量，粳米 100 克。先将海带洗净切碎，绿豆浸泡半天，粳米淘洗干净，一起下砂锅熬成稀粥。在快要熟的时候，加入白糖调味即可。每天早晚服用 1 次，连续食用 7 ~ 10 天。本方能清热、祛湿、解毒，适用于阴部瘙痒症。

马鞭草蒸猪肝

猪肝 60 克，马鞭草 30 克。将它们切成小块拌匀，用盖碗装好放蒸锅内蒸半小时，取出即可食用，1 次服完。此方对湿热型外阴瘙痒、白带过多等症都有很好的疗效。

红枣泥鳅汤

泥鳅 30 克，红枣 15 克。共煮熟，加盐少许，调味服食。饮汤，食红枣、泥鳅。此方主治脾虚型外阴瘙痒。

生姜艾叶方

取生姜 120 克，洗净连皮打碎，艾叶 90 克，加水 1500 毫升，入砂锅水煎沸后 20 分钟去渣，将药液倒入盆内，患者坐在盆上令蒸气先熏阴部，待水温度适宜，洗 10 ~ 15 分钟，每天 1 ~ 2 次，连洗 3 天可愈。此方可祛湿止痒。

大蒜水

大蒜 3 头。将大蒜去皮、洗净后放入锅中，加入适量清水，煎成大蒜水，熏洗外阴，10 次为 1 个疗程。本方适用于外阴瘙痒和滴虫感染症。

猪肝豆腐汤缓解阴道干涩

有一天，门诊来了个女病人，穿得严严实实，还戴着墨镜，躲躲闪闪的，好像怕被人看见似的。一进门就急切地说："臧医生，我是朋友介绍来的，她说您妙手回春，什么病都能治。"

臧医生忙让她坐下来，让她慢慢说，不要着急。该女士姓梁，45岁，自己开了一家小超市，经营得挺红火的。老公是企业高管，孩子在外地上大学，一家人和和睦睦，一直都是亲戚朋友、邻居街坊的羡慕对象。但"家家有本难念的经"，梁女士还是碰上了糟心事。说起来怪不好意思的，就是最近和老公过夫妻生活的时候，阴道好像很干很涩，不仅自己觉得疼痛，老公也不舒服，抱怨了好几回，结束后下面也肿胀发红，非常不适。几次过后，老公也不太要求性生活了。梁女士很担心再这样下去夫妻感情就要亮红灯了。

梁女士语无伦次地说："臧医生，其实我以前不这样的，结婚这么多年，和老公一直挺和谐的。我身体也不错，没有妇科病，就是有时候会忙点儿，怎么就这样了呢？你知道我这年龄也挺尴尬的，不会是更年期了吧？唉，我以前挺自信的，现在看见外面的小姑娘跟花骨朵似的，我这心里就……臧医生，不好意思啊，我急的都不知道在说什么了，你说我这能治好吗？"

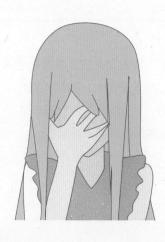

臧医生告诉梁女士不要焦躁，阴道干涩又称阴道干燥症，是指女性阴道分泌物显著减少，老、中、青年女性都有可能发生。但不用担心，很多方法可以解决这个问题。诊断后发现，梁女士舌质红，苔薄白，脉细，是属于肝肾阴亏、虚火上扰导致的阴户失滋之症。

中医认为，"肾主胞宫""肝司血海"，由于年纪增长、体质虚弱、急慢性失血或患有慢性消耗性疾病等原因，造成肝肾虚衰、阴血亏损、冲任失调，这些都会导致阴道干涩。臧医生推荐了一道常见的调理方子：猪肝豆腐汤。猪肝、豆腐切片，加水、加调料煮熟，吃1个月就能见效。

梁女士有点半信半疑："就这个？不用吃药吗？"

臧医生告诉梁女士，不要小看这道猪肝豆腐汤，虽然只是一道普通的家常菜，但却是对女性非常好的调理方。猪肝含有丰富的维生素B₂，能够养肝、补气、健脾、润滑下体；豆腐具有宽中益气、和脾胃、消胀满、清热散血等药用价值，豆腐里的"大豆异黄酮"是一种植物雌激素，能够补充体内的雌激素，从而帮助改善阴道干涩的症状。

另外，臧医生叮嘱梁女士，平时生活中，要避免滥用避孕药、不要过度清洁下体、均衡饮食、多吃富含维生素B₂的食物，如奶类、动物肝肾、蛋黄、鳝鱼、胡萝卜、香菇、紫菜、芹菜、橘子、橙子等。

梁女士回去服用调理方半个月就有了效果，感觉阴道分泌物增多了，没那么干涩了；又坚持服用了半个月，阴道明显润滑很多，夫妻生活恢复了和谐，现在两口子感情越来越好了。

其实说起来，女性阴道干涩的原因有很多，阴道腺体分泌物不足、阴道松弛、湿润度不够等是常见原因。如果自身有慢性疾病、阴道炎症等，要及时治疗，经常锻炼身体，增强免疫力，增加激素分泌。

最灵老偏方：猪肝豆腐汤

- 准备猪肝80克，豆腐250克，盐、姜、葱、味精、淀粉各适量。猪肝洗净、切片；豆腐切丁；葱切末。锅内放油烧热，放入葱末煸香，再放入猪肝，炒出香味时加足量的水，在旺火上烧开；放入豆腐改小火慢烧约10分钟，加入盐、味精即可。吃1个月见效。此方可改善阴道干涩的症状。

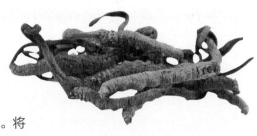

虫草炖乌鸡

乌鸡肉 250 克,冬虫夏草 10 克。将乌鸡肉洗净放沸水锅中焯一下取出。将虫草一半放鸡腹,部分放鸡肉上,注入鸡汤,加入姜、葱、胡椒粉、盐,上笼蒸至肉熟烂即成。此方益气养阴,适用于阴道干燥症患者,对中老年妇女出现阴道干燥症者尤为适宜。

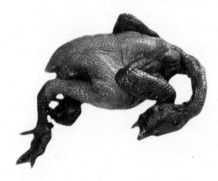

苁蓉羊肾汤

羊肾 1 对,肉苁蓉 50 克。羊肾洗净去除臊腺,加水煮沸后放入洗净的肉苁蓉,小火慢炖 2 ~ 3 小时,加入胡椒等调味料,喝汤吃羊肾。每周 3 ~ 4 次。此方有润滑阴道、滋阴补肾之效。

龙骨红枣汤

桂枝 15 克,白芍、龙骨、牡蛎各 18 克,炙甘草 6 克,生姜 3 片,红枣 3 个。将这些材料用水煎服,每天 1 剂。此方协调阴阳补心肾,适用于雌激素缺乏导致的阴道干涩症。

黄芪炖乌骨鸡

黄芪 50 克,乌骨鸡 1 只。将洗净的黄芪放入乌骨鸡的腹中,置于砂锅中,注入鸡汤,放入料酒、盐、胡椒粉、葱段、姜片,用文火炖至鸡肉熟烂即成。此方益气健脾、补血养胃,适用于治疗因脾胃气虚、气血不足引起的阴道干燥症。

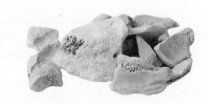

银杏莲子冬瓜子饮助你根除阴道炎

　　小艾是做电话客服工作的，有时候忙起来一天接 100 多个电话，连喝水、去厕所的时间都没有。有一段时间，小艾觉得白带增多、下阴痒、小便黄，老想去厕所，小便时还有点痛。受了广告的影响，小艾自己去药店买了一些消炎药，吃了以后感觉好多了。小艾放下心来，又投入到忙碌的工作中。谁知过了没几天毛病又出现了，好像比上一次还严重些。

　　小艾的同事兼好朋友以前也有过这样的难言之隐，在臧医生这里看过病。知道了小艾的烦恼之后，就说："你肯定也得阴道炎了。"于是将她介绍到臧医生这里来。

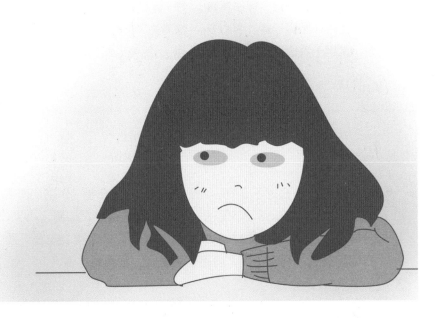

小艾来的时候，面色发黄，神色疲倦，舌淡胖，苔白腻，脉濡缓，做妇科检查可见小阴唇两侧黏膜及阴道壁上有乳白色片状伪膜覆盖，擦出后可见黏膜充血、水肿，属于脾虚湿热导致的霉菌性阴道炎。

臧医生给小艾开了健脾燥湿、清热杀虫的药方之后，又建议她食用一个小偏方：银杏莲子冬瓜子饮。将去壳银杏与莲子、冬瓜子加清水炖30分钟，至莲子熟烂后加入白糖即成，需连服2周。此方可健脾益气、利湿止带，对于脾虚阴道炎患者很有效果。

中医认为，银杏"入肺经、益脾气、定喘咳、缩小便"，有降痰、清毒、杀虫之功效，可治疗疮疥疽瘤、赤白带下、慢性淋浊等症；莲子具有补脾止泻、止带、益肾涩精、养心安神之功效，常用于脾虚泄泻、带下、遗精、心悸失眠；冬瓜子性凉、味甘，具有清肺化痰、消痛排脓、利湿的功效，中医临床用来治疗痰热咳嗽、肺痈、肠痈、白浊、带下、水肿等症。

另外，小艾的工作性质是经常一坐就是一天，臧医生建议她可以坐一会儿就站起来走走，多喝水，保持外阴清洁，坚持每天换内裤，而且最好穿宽松的棉质内裤，以保持阴道透气、干燥；治疗期间禁止性生活，或采用避孕套以防止交叉感染；注意饮食调理，避免辛辣刺激性食物，多吃新鲜的瓜果蔬菜；加强锻炼，增强体质，提高自身的免疫功能。

后来，小艾反映说调理方效果很好，她的白带少了，也不痒了，症状都消失了，心情也舒畅了。

最灵老偏方：银杏莲子冬瓜子饮

- 银杏8粒，去心莲子30克，冬瓜子40克，白糖15克。莲子浸泡10小时，银杏去壳，与莲子、冬瓜子同入锅中，加清水小火炖30分钟，至莲子熟烂后加入白糖即成。每天1～2次，连服2周。此方健脾益气、利湿止带，适用于阴道炎，证属脾虚者。

更多调理方

猪肝马鞭草

准备猪肝 60 克，马鞭草 30 克。将其切成小块，并拌匀，用盖碗盖好放入锅内蒸 30 分钟即可。此方活血散瘀、解毒利水。

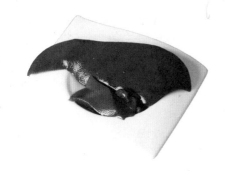

熟地黄芪芡实羹

熟地黄、黄芪各 20 克，芡实粉 100 克，蜂王浆 20 克。将熟地黄、黄芪洗净、晒干，切片放入砂锅，加清水浸泡约 30 分钟，以小火煎约 1 小时，去渣取汁。将芡实粉逐渐加入锅中，边加热边搅拌成羹，离火后调入蜂王浆即成。此方益肾补脾、收涩止带，适用于老年性阴道炎，证属肝肾阴虚者。

车前草炖猪肚

首先清洗干净车前草、猪肚，猪肚切成小块，加水、盐，炖 30 分钟，饮汤吃肚。长期服用可治疗因各种感染引起的白带量多、色黄、有异味等症。

鸡冠花煮鸡蛋

鸡冠花洗净，鸡蛋 2 个煮熟去壳。全部用料放置锅内，加一些清水，武火煮沸后，文火煲约 1 小时，调味服用。此方有祛湿止带的功效，适用于湿浊盛的滴虫性阴道炎。

白萝卜加醋

白萝卜 200 克，醋适量。将白萝卜洗净，放入榨汁机中榨成汁备用，每天晚上先用醋清洗阴部，之后用白萝卜汁擦洗，也可深入擦洗。本方能清热杀菌，适用于阴道炎、外阴瘙痒、白带过多等症。

大蒜汁

大蒜去皮捣碎，加入开水熬成汤，每天用大蒜汁清洗外阴 2～3 次，对外阴瘙痒和滴虫性阴道炎治疗效果极好。

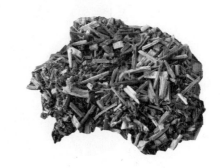

防治尿路感染首选枸杞茯苓茶饮

何娜是一名女出租车司机，每天风里来雨里去，绕着城市到处跑。除了吃饭不规律、工作辛苦外，上厕所也是个大问题。很多时候路上找不到厕所，何娜只能硬憋着。碰上客人多时，她连水都不喝了，免得上厕所耽误时间。

谁知道，越不方便就越想上厕所，何娜发现有时候刚刚小便过，开车没走多远又有尿意，只能调头回去；小便时下面还有灼热感，腹部坠坠的，很不舒服。何娜以为这是心理作用，没太在意，后来却发展到了憋都憋不住的境地，下车紧赶慢赶，还没跑到洗手间，尿液就像关不紧的水龙头，一滴滴地滴下来，尴尬死了。

何娜怕耽误生意，就自己去药店买了消炎的药吃了，但是情况丝毫没有好转，刚拉上一个客人就急着去厕所，不由得心情越来越烦躁，好几次都跟乘客闹的不愉快，睡眠也不好，工作越来越没有状态了。不得已只好到臧医生这里看病，想让臧医生给她开一个见效快的方子。

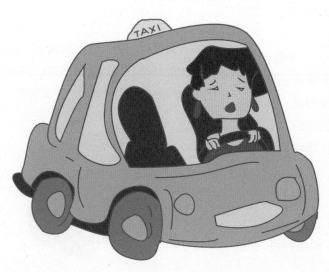

根据何娜的描述，她小便频数短涩、小腹疼痛，伴有口苦口黏、脘腹胀满等症状。臧医生看她舌红苔黄腻，脉弦滑，正是由于湿热毒邪侵犯下焦，膀胱气化不利，不能分清泌浊所致的尿道感染。

中医认为，非淋菌性尿道炎是由于不洁性交或洗涤用具不洁，或摄生不慎、湿热毒邪侵犯下焦，伤及泌尿生殖系统，继而出现气血瘀滞、脾肾亏损等症候，临床上常被分为下焦湿热、气血瘀滞及脾肾亏损三型。何娜就是下焦湿热瘀滞导致的尿道炎。

臧医生给她开了一些清热利湿、解毒化浊的药，并建议她可以自制枸杞茯苓茶饮用：将枸杞与茯苓研为粗末，加红茶用开水冲泡即可。每日 2 次，代茶饮用，一般几天就有效果。枸杞甘平，能补肾益精；茯苓甘淡，能健脾利尿；红茶能利尿提神，同时也是治疗小便不利的理想饮品。三者合用能健脾益肾、利尿通淋，适用于尿痛、尿道炎等症。

何娜回去后遵医嘱，吃药饮茶，尿频、尿急、尿痛很快就好了，其他的不适感也消失了。臧医生叮嘱她挣钱重要，身体更重要，千万不要因小失大。平时要大量饮水，使尿量增加，排尿时可冲洗尿道分泌物；注意休息，短期内避免性生活；做好卫生清洁工作，不要盲目乱用一些洗液，以免破坏正常菌群。

因为女性尿道较短，尿道口在会阴部附近，细菌容易侵入；加上女性外阴部汗腺特别丰富，容易使外阴局部长时间潮湿，细菌繁殖快，极易引起尿道发炎。因此，女性比男性更容易尿道感染。许多女性在患病后自行到药店买药，不但病没治好，反而会变得更加严重。一旦变成慢性尿道炎，会出现许多并发症，如阴道炎、宫颈炎、附件炎、子宫内膜炎、盆腔炎等。因此，得了尿道炎要去正规医院检查确诊，明确病因，然后针对性地进行治疗。

最灵老偏方：枸杞茯苓茶

● 枸杞 50 克，茯苓 100 克，红茶 100 克。将枸杞与茯苓共研为粗末，每次取 5～10 克，加红茶 6 克，用开水冲泡 10 分钟即可。每日 2 次，代茶饮用。此方健脾益肾、利尿通淋，适用于慢性肾炎、少尿、尿痛、尿道炎等症。

更多调理方

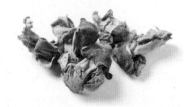
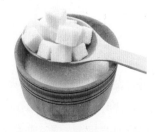

木棉花汤

木棉花 30 ～ 50 克，白砂糖适量。用清水 2 碗半煎至 1 碗服用。此方清热利湿，祛湿利水，适用于湿热下痢者。

冬苋菜甘草汤

冬苋菜籽或根、生甘草各 10 克。水煎服用。此方利水滑肠、清热解毒，适用于小便不利者。

鱼腥草茶

取通草 30 克，鱼腥草 30 克。水煎服用。代茶饮，不拘次数。此方清热解毒、利尿除湿，主治淋症涩痛、小便不利、小便短赤、湿温尿赤等症。

竹叶芦根汤

淡竹叶 10 克，鲜芦根 50 克，野菊花 10 克。水煎服，20 天为 1 疗程。此方有清凉解热、利尿之效，适用于热病烦渴、热淋涩痛症。

苦参汤

苦参 60 克，蛇床子 30 克，金银花 30 克，菊花 60 克，黄柏 15 克，地肤子 15 克，石菖蒲 10 克。水煎去渣，临用前加猪胆汁 4 ～ 5 滴，熏洗，每日 1 次。此方清热燥湿、杀虫利尿，适用于黄疸尿闭、赤白带下，外治滴虫性阴道炎。

赤小豆玉米须汤

取赤小豆 50 克，玉米须 50 克。煮汤饮之，每日 1 次，连服 20 天。此方有利水消肿、清肝利胆的功效，适用于小便淋沥者。

猪膀胱汤

猪膀胱 200 克，鲜车前草 60 ～ 100 克（干品用 20 ～ 30 克）。同煮汤，加少许盐调味食用。此方利尿清热，适用于尿频、遗尿、疝气坠痛、小便不通等症。

蛇床子冲洗方

蛇床子 30 克，地肤子 15 克，苦参 30 克，川椒 9 克，白矾 30 克。水煎后冲洗阴道，每日 1 次。此方温肾壮阳、燥湿祛风，适用于寒湿带下、外阴湿疹、妇人阴痒、滴虫性阴道炎等症。

冬瓜子粉助你根除宫颈炎

金芬是一个年轻妈妈，儿子刚刚2岁。因为分娩后护理不当得了宫颈炎。本来好好的一个人成了"病秧子"，腰酸痛、阴道瘙痒、白带增多，有时候白带还带血，平时也精神疲倦、四肢无力，本来活泼好动的金芬像换了一个人似的，照顾儿子也有点儿有心无力，和老公的感情也受到了很大影响。

金芬当初去医院确诊后，吃过西药，打过点滴，但总是时好时坏，停药就复发。医生甚至建议金芬做手术治疗，比如激光、冷冻术等。金芬上网查了资料，觉得这些方法有不良反应，还不一定除根，有点得不偿失，就没敢冒险。这些年来，一直靠着药物，断断续续地吃，自己也烦不胜烦。

臧医生有一次参加朋友发起的聚会，在饭局上说起这么多年的行医经历，被朋友盛赞了几句。恰好金芬的老公也在饭局上，聚会散的时候就拉住臧医生，说起了金芬的情况，问怎么治疗好。臧医生说宫颈炎分慢性和急性两种，急性宫颈炎又分为湿热蕴结型、肝热脾湿型、热毒内蕴型；慢性宫颈炎分为脾虚型、肾阳虚型、肾阴虚型、湿度内侵型，病因不同治疗也不同。最好带金芬去诊室看看，把把脉，对症治疗效果才好。

第二天，金芬跟她老公到了臧医生的诊室。臧医生看她面色萎黄，四肢不温，两足水肿，舌淡，舌苔发白，脉缓弱，正是脾虚型慢性宫颈炎的表现。臧医生给她开了个中药方子，并推荐了个调理方作为辅助治疗，就是冬瓜子粉：取冬瓜子90克捣烂，加

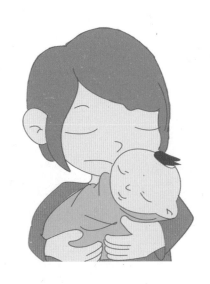

等量冰糖和水煎，早晚各服 1 次即可。

中医认为，宫颈炎是由内在脏器的不调和导致的。脾虚型宫颈炎多是因为脾阳不足，不能温运水湿，水湿内生，流注下焦，损伤任带而致。治疗这种病症，应当温中健脾，化湿止带。冬瓜子有很好的保健作用，具有清肺化痰、消痛排脓、利湿的功效，中医临床常用来治疗白浊、带下、水肿等症，对宫颈炎有很好的疗效。

金芬回去使用药物治疗配合调理方一段时间后，症状有了明显的好转：阴道分泌物减少了，腰痛得到了缓解。

又坚持服用一段时间，阴道不再瘙痒，白带正常，精神好转，到医院一检查，宫颈炎竟然已经痊愈了。

在这里臧医生也要提醒广大女性朋友：宫颈炎除了各种不适外，还会影响性生活质量，影响受孕，甚至可能诱发宫颈癌，因此预防宫颈炎是很重要的。女性平时要注意保护宫颈，保持性生活卫生，避免经期性交；及时避孕，降低人流发生率；在分娩、流产或手术时更应该注意护理，防止宫颈受到伤害。

最灵老偏方：冬瓜子粉

● 准备冬瓜子 90 克，冰糖 90 克。将冬瓜子捣烂，加等量冰糖和水煎，早晚各服 1 次，2 周为 1 个疗程。此方可治疗白浊、带下、水肿等症，对宫颈炎有很好的疗效。

更多调理方

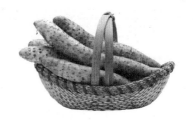

三味莲子粥

莲子、怀山药、薏米各 60 克，冰糖适量。将莲子用温水浸泡，去心；薏米和怀山药分别用水洗净，一起放入锅中，加水适量，大火烧沸，转小火煮成粥，加入冰糖调味即可。每日服用 2 次。此方能补脾止泻、益肾涩精，适用于脾虚久泻、遗精带下、宫颈炎。

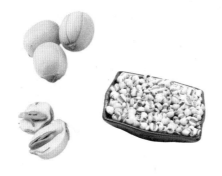

艾叶煮鸡蛋

鸡蛋 2 个，艾叶 15 克。将艾叶放入清水中洗净，放入锅中，加入适量清水，以大火煮沸，转小火煎 20 分钟，去渣留汁；然后放入鸡蛋一起煮至熟，食用鸡蛋即可。此方理气血、滋阴润燥，适用于宫颈炎症。

鱼腥草蒲公英汤

鱼腥草、蒲公英、忍冬藤各 30 克。以水煎，每日 1 剂，分 2 次服完。每 5 剂为 1 个疗程。此方适用于湿热蕴盛导致的宫颈炎。

雄乌骨鸡汤

雄乌骨鸡 1 只，胡椒 30 克，莲子、白果、粳米各 15 克。将胡椒、莲子、白果、粳米研成细末放入鸡腹内，放入砂锅中煮到鸡肉烂熟，空腹服用。此方适用于脾虚型宫颈炎。

鸡冠花汤

鸡冠花 20 克，猪瘦肉 100 克，红枣 10 个。将用料洗净放入砂锅中，加适量清水大火煮沸后，改用小火煮 30 分钟，调味后可饮汤食肉。此方适用于急性宫颈炎。

鹿茸炖猪小肚

鹿茸 6 克，白豆蔻 15 克，猪小肚（猪膀胱）1 具，盐适量。将鹿茸、白豆蔻分别洗净，装入处理好的猪小肚中，并用干净的绳子扎紧口，放入锅中，加适量水，用小火慢炖至烂熟，加盐调味即可。食肉喝汤。此方能行气暖胃、补肾生血、缩小便、健脾胃，对宫颈炎有一定食疗效果。

丹参黄豆汤助你保持卵巢滋润

邹文结婚后就辞去工作，过起了"洗衣做饭带孩子，聊天逛街看电视"的主妇生活。这样平静地过了五六年，不料老公却薄情寡义，爱上了一个刚毕业没多久的大学生，要和她离婚。离婚后，邹文1年没缓过劲来，又愤怒，又不甘，晚上常常捂着被子哭，白天还要强装笑脸哄孩子。1年后，在朋友的劝说下，邹文狠起心来，把孩子交给父母，跟人合伙开了一家小型文化公司。她起早贪黑，废寝忘食，把全部精力都投入了进去。别说，忙起来就不想那些伤心事了，久违的自信心也回来了。但她总觉得身体力不从心，小腹胀痛，脸色发黄，皮肤松弛，有时候正说着话耳朵就嗡嗡响起来。邹文以为是自己养尊处优惯了，不适应职场生活，也没太放在心上。

2年过去了，公司走上正轨，邹文也成了打扮时尚、气场强大的女老板，但她却怎么也高兴不起来，总觉得烦躁、没精神，吃饭没胃口，睡觉不踏实，潮热盗汗，常常因为一点小事情就大发雷霆。不仅如此，邹文发觉自己的月经也不正常了，有时候2个月来一次，有时候3个月来一次，身材也越来越差。

在又一次情绪崩溃、大发脾气之后，邹文的合伙人看不下去了，对她说："你怎么越来越不正常了？脾气这么急？以前不这样啊！早更了？才37岁，你看你头发干枯，脸上长斑，天天唉声叹气的，这样不行啊。去吃点中药调理调理吧。"就这样，邹文来到了门诊，让臧医生给她看看有没有什么病，能不能调理好。

根据邹文的描述和脉象来看：小腹胀满疼痛，抑郁不乐，时欲叹息，食欲缺乏，舌质正常、苔薄白，脉弦，这些正是肝郁气滞导致的卵巢早衰的表现。肝主疏泄，肝气郁结则气机失于调畅，导致气滞，气主行血，气滞则血瘀，瘀血内阻胞中，故经水不下。治疗时应以疏肝行气为主并佐以活血。

臧医生给她推荐了一个调理方：丹参黄豆汤。取黄豆50克，丹参10克，蜂蜜适量。将黄豆洗净用凉水浸泡 1 小时，与丹参一起放入锅中煲汤，至黄豆煮烂，拣出丹参，加蜂蜜调味即可。连续服用有良好效果。中医认为，丹参活血祛瘀，通经止痛，清心除烦，凉血消痈，可用于胸痹心痛、脘腹胁痛、症瘕积聚、热痹疼痛、心烦不眠、月经不调、痛经经闭、疮疡肿痛；黄豆益气润肤，宽中下气，能润脾燥，利大肠，消水胀，治肿毒。二者合用可活血补血、健脾益气，能很好地保养卵巢。

邹文拿着方子回去调养了几个月，身体状况有了明显好转：皮肤变好了，有精神了，不体虚盗汗了，月经周期也慢慢正常了。听说她已经交了男朋友，要进入第二次婚姻了。

对于女人来说，卵巢是重要的内分泌腺体，与女性的容貌、情绪、健康等息息相关。卵巢功能不好会影响雌激素分泌，进而影响性功能、肤质、肤色和三围体态。因此，女性平时应该注意加强锻炼，延缓器官衰老；多吃富含植物雌激素的食物，比如豆浆、豆腐等豆制品。多饮水，这对女性的身体健康是非常重要的。

最灵老偏方：丹参黄豆汤

● 黄豆 50 克，丹参 10 克，蜂蜜适量。将黄豆洗净用凉水浸泡 1 小时，与丹参一起放入锅中煲汤，至黄豆煮烂，拣出丹参，加蜂蜜调味即可。每天 1 次，2 周为 1 个疗程。此方可活血补血、健脾益气，能很好地保养卵巢。

更多调理方

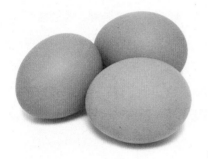

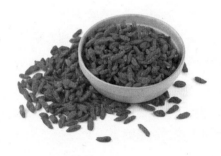

枸杞红枣鸡蛋汤

枸杞30克，红枣10个，鸡蛋2个。将枸杞洗净，红枣去核，一起放入锅中；加适量清水煮沸后，加入鸡蛋煮熟，调味即可。此方具有滋补肝肾、补气养血的功效，对卵巢保养很有益处。

刀豆壳橘皮饮

准备刀豆壳 10 克，橘皮 6 克。将刀豆壳、橘皮洗净，入锅，加水煎 30 分钟，去渣取汁即成。此方具有疏肝解郁、理气化痰的功效，适用于肝郁气滞型卵巢早衰。

腹部按摩保养卵巢

第一步，双手轻抚腹部，顺时针打圈并放松腹部。第二步，两手平放卵巢处推到腰部两侧腹股沟处再拉回，点按中极穴。第三步，将双手搓热在卵巢部位震颤，再放于子宫处震颤。需注意，按摩前 30 分钟不可进食，前后 6 小时内不可饮酒，按摩后最好静卧 5 ~ 10 分钟。每个月 2 ~ 3 次，避开月经前 7 天和月经后 5 ~ 7 天。此方可温暖卵巢，使女性保持和恢复年轻状态。

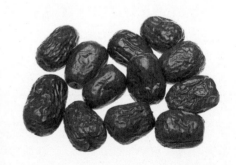

三七炖鸡治疗盆腔炎

江珍今年 40 岁，孩子已经上高中了，几年前意外怀孕，鉴于家里实际情况不允许，就去做了人工流产。谁知她术后时常感觉小腹疼痛，还伴有发热，白带增多。去医院检查确诊为盆腔炎，经过物理治疗有了好转。

本以为从此生活高枕无忧了，哪里知道只要江珍工作忙一点儿，或者没有休息好、有点劳累，就会感觉下腹坠胀，腰部酸痛，有时阴道还会出血。江珍只好再去医院，经诊断盆腔炎已转为慢性。她只好继续吃药治疗，但还是断断续续地复发，心情也起起伏伏的。最让她说不出口的是，每次和老公性生活后，下腹坠胀疼痛就会加重，让她心有余悸，老公也得不到满足。本来幸福的生活蒙上了一层阴影。

一家人到处打听哪里治盆腔炎疗效好，最后听朋友说起藏医生，就急忙到藏医生的诊室求医。江珍的丈夫忧心忡忡地问："藏医生，慢性盆腔炎是不是就不能除根了？中医能治好吗？"藏医生安慰他们说："盆腔炎是慢性疾病，所以，在治疗期间不要太过于着急，要保持平常心和乐观的态度，积极配合用药。中医治疗盆腔炎，治标也治本，是可以彻底治愈的。"

藏医生看江珍面色黄白，舌质暗红，考虑为寒湿凝滞，瘀血内停。中医认为盆腔炎的病因是毒邪感染，热伏胞中，影响气血运行，致使气血瘀滞、冲任受损所致。结合江珍的具体情况，藏医生给她开了药方之后，又推荐了一个偏方：三七炖鸡汤。

将鸡与三七同煮，加入葱姜盐，吃鸡喝汤，这对身体是大补的。

中医认为，三七散瘀止血，消肿定痛，可用于便血、崩漏、止血散血定痛、血出不止者，亦主下血血痢、血运血痛、赤目痈肿诸病；鸡肉可用于虚劳瘦弱、骨蒸潮热、脾虚泄泻、消渴、崩漏、赤白带、遗精等，对体质虚弱、病后或产后女性作补品食用尤为适宜。

江珍带着药方和偏方，满怀希望地回家了。过了两个星期，她回来复诊，兴奋地告诉藏医生，她以前的腹

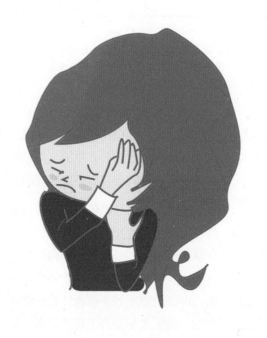

痛已经有所改善了，白带也减少了。臧医生叮嘱她继续使用。1个月后，江珍开心地说她的盆腔炎已经基本好了，生活也恢复了正常。

盆腔炎是女性比较常见的一种症状。患病时白带量多，**质黏稠**，所以要勤换内裤，不穿紧身、化纤质地的内裤；不能过于劳累，要做到劳逸结合，每天保证足够的睡眠时间；保持好心情，正所谓"一时心情坏，百日养不好"；饮食宜以易消化而富有营养的食物为主，如：瘦肉、各种蔬菜水果等；多喝水，忌食辛辣刺激性食品，忌吃虾、蟹等海腥食物。

最灵老偏方：三七炖鸡汤

- 准备母鸡肉500克，三七或三七粉4克。将鸡肉洗净，三七磨成粉（三七根洗净），大火将水烧开，加入鸡肉煮3～5分钟，然后用小火将鸡肉炖熟透。加入三七粉，调味后即可食用。每天1～2次，2周为1个疗程。此方适用于脾虚泄泻、赤白带、盆腔炎等症。

更多调理方

荔枝核蜂蜜汁

荔枝核 30 克，蜂蜜 20 克。荔枝核敲碎后放入砂锅，加水浸泡片刻，煎 30 分钟，去渣取汁，趁温热调入蜂蜜，拌匀即可。每日服用 2 次。本方适用于气滞型慢性盆腔炎患者，但糖尿病患者不宜多食。

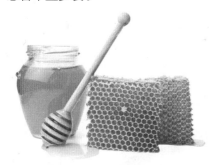

青皮红花茶

青皮 10 克，红花 10 克。青皮凉干后切成丝，与红花同入砂锅，加水浸泡 30 分钟，煎 30 分钟，用洁净纱布过滤，去渣，取汁即成。当茶饮用，或早晚 2 次分服。本方能理气活血，适用于气滞血瘀型盆腔炎患者。

桃仁饼

桃仁 20 克，面粉 200 克，芝麻油 30 毫升，盐适量。桃仁洗净后研成极细粉，与面粉、盐充分拌匀，加沸水 100 毫升揉匀后冷却，擀成长方形薄皮，涂上芝麻油，卷成圆筒形，用刀切成段，每段 30 克，擀成圆饼，在平底锅上煎熟即可。早晚餐随意服食，每日数次，每次 2 块，温开水送服。本方能活血祛瘀、润肠通便、止咳平喘，适用于血瘀型盆腔炎患者。

败酱萝卜汤

败酱草100 克，金银花20克，蒲公英25克，青萝卜200克。将败酱草、金银花、蒲公英分别洗净，青萝卜洗净去皮，切块；一起放入锅中，加水煎，吃萝卜喝汤。每日1剂。此方适用于湿热瘀毒型盆腔炎患者。

红藤败酱汤

红藤、败酱草各 30 克，桃仁、赤芍各 15 克。上药浓煎 2 次，共取药液 400 毫升，早或晚灌肠 1 次。每次灌肠后卧床休息 1 小时，7 天为一疗程。此方适用于急性、慢性盆腔炎患者。

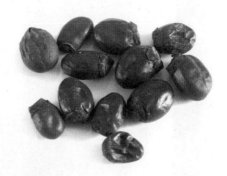

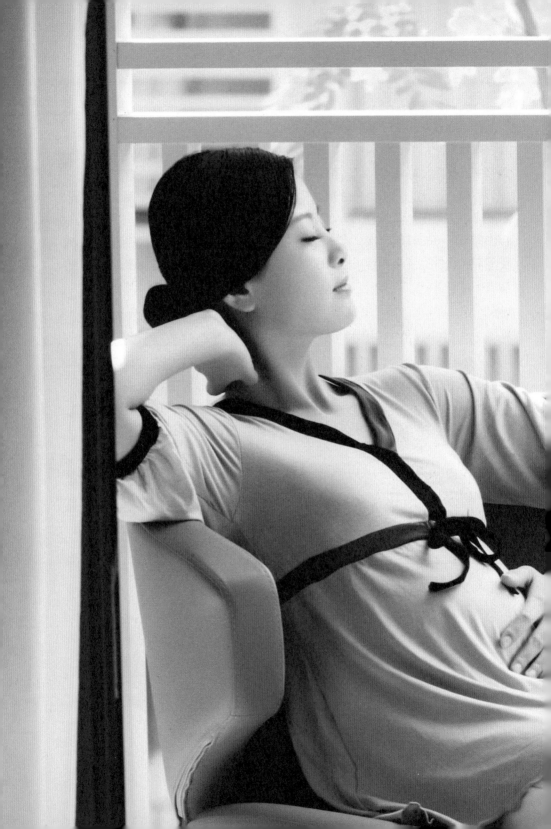

第五章
孕产妈妈小偏方

本章主要介绍了 6 种女性在两个特殊时期常见的病症，即妊娠病、产后病，针对这两个时期的每种疾病，分别提供了多个小偏方供患者选择，让女性朋友们在特殊的时期也能得到特殊的照顾，健康愉快地走过孕产期，幸福做妈妈。

妊娠呕吐：妊娠呕吐是半数以上的女性在怀孕早期会出现的早孕反应，包括头晕、疲乏、嗜睡、食欲不振、偏食、厌恶油腻、恶心、呕吐等，多数在怀孕 6 周前后出现，在怀孕 12 周左右自行消失。

妊娠水肿：妊娠后肢体、面目等部位发生水肿，称为妊娠水肿，经常发生在肢体远端，以足部及小腿为主。

产后缺乳：产妇在哺乳时乳汁甚少或全无，不足够甚至不能喂养婴儿者，称为产后缺乳。

产后腰痛：产后出现腰痛，与产后子宫收缩复原引起的反射痛有关，是已生育女性中比较普遍的现象。

产后恶露不绝：产后恶露是指随子宫蜕膜脱落，含有血液、坏死蜕膜等组织经阴道排出，一般持续 4 ~ 6 周，如超出这个时间仍有较多恶露排出，称之为产后恶露不尽。

妊娠纹：由于妊娠期荷尔蒙的影响，加之腹部隆起使皮肤的弹力纤维与胶原纤维损伤或断裂，腹部皮肤变薄变细，出现一些宽窄不同、长短不一的粉红色或紫红色的波浪状花纹。

柠檬羹止吐有奇效

妊娠呕吐是孕妇的常见症状，但如果频繁呕吐、厌食等导致脱水、电解质紊乱，使能量摄入不足而动用体内脂肪氧化，就容易发生酮症酸中毒。

刘佳是被她老公搀进臧医生的诊室的，臧医生看她脸色苍白、精神萎靡，赶紧让她坐下来，问她哪里不舒服。刘佳嘴唇动了动，没有说话。刘佳的老公赶紧说："医生，我老婆怀孕了，吐得特别厉害，全身都不舒服，你给看看有什么办法吗？"

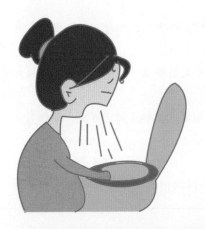

原来刘佳刚怀孕不到2个月，总是恶心、呕吐，吃什么吐什么，特别是早上和晚上，不吃也吐，喝水都吐，闻到不舒服的味道也吐，肚子里的东西都吐完了，就吐酸水，有时候感觉胆汁都要吐出来了，晚上也睡不好。吃不好、睡不好，浑身无力，刘佳难受得哭了好几回。老公看着心疼，又帮不上忙。本来以为怀孕是喜事，谁知道要遭这么大罪。

臧医生给刘佳把了把脉，脉缓滑无力，又看她舌淡苔白润，属于脾胃虚弱引发的妊娠呕吐，又叫"恶阻"。怀孕的时候，为了肚子里的宝宝，孕妇的阴血都下行到冲任养胎，导致冲气偏盛，脾胃气血偏虚，胃气虚不能向下推动食物，反而会跟着冲气往上跑，所以不想吃东西，甚至厌食。营养跟不上就会头晕、浑身无力。

要想不呕吐，吃得香，睡得好，最好健脾胃，把胃气拉下来。臧医生给刘佳介绍了一个防止妊娠呕吐的调理方：柠檬羹。将鲜柠檬去皮、去核后切块，加白糖渍 1 天，放入锅内用小火熬至汁快干时，拌少许白糖，随意食用。

柠檬富含维生素 C、糖类、钙、磷、铁、维生素 B$_1$、维生素 B$_2$、烟酸、奎宁酸、柠檬酸、苹果酸、橙皮苷、柚皮苷、香豆精、高量钾元素和低量钠元素等，对人体十分有益。中医认为，柠檬具有生津、止渴、祛暑等功能，具有疏滞、健胃、止痛、治郁滞腹痛、治不思饮食等功效，对治疗孕吐十分有效。

听了臧医生的话，刘佳还没反应，刘佳老公的眼睛顿时亮了，谢过臧医生之后，小心翼翼地扶着老婆回去了。回到家里，二话不说赶紧制作柠檬羹，让刘佳持续食用，果然效果很明显，刘佳呕吐的次数明显减少，胃口也变好了。

一般来说，孕妇在怀孕6周左右开始出现恶心、呕吐、择食等早孕反应，由于多在清晨空腹时比较重，故又称"晨吐"，俗称"害喜"。妊娠呕吐轻者对日常生活和工作影响不大，不需要特殊治疗，且多在妊娠12周前后自然消失。对于呕吐频繁导致身体缺水者应及时补充体液，可补给葡萄糖液、生理盐水，以此来补充身体所需的水分、糖、盐等。

妊娠呕吐与精神情绪因素也息息相关，因此患者应保持积极乐观的心态，避免精神刺激；在饮食方面，宜清淡、易消化，采取少量多餐的进食原则；多食具有健脾胃、止呕吐作用的食物，如砂仁、生姜、白扁豆、猪肚、鲫鱼等；忌食肥甘厚味以及辛辣刺激性食物，如肥肉、辣椒、胡椒等；忌食生硬、难消化的食物，如玉米、坚果等，这些食物食后易胀气，会加重身体不适感；饭前少饮水，饭后足量饮水，可吃流质、半流质食物。

最灵老偏方：柠檬羹

● 鲜柠檬 7 个，白糖 250 克。将鲜柠檬去皮、去核后切块，加白糖渍 1 天，放入锅内用小火熬至汁快干时，拌少许白糖，随意食用。此方对治疗孕吐十分有效。

更多调理方

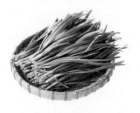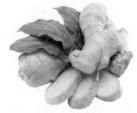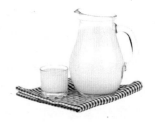

姜韭牛奶羹

韭菜 250 克，生姜 25 克，牛奶 250 毫升。将韭菜和生姜切碎、捣烂，以洁净纱布绞取汁液，再倒入砂锅内，加牛奶煮沸即可。此方温胃健脾，适用于妊娠呕吐、滋补虚弱等。

梅干菜瘦猪肉

梅干菜 15 克，榨菜 15 克，瘦猪肉丝 100 克，盐、味精各适量。共煮汤服。常服可辅助治疗妊娠呕吐。

梨丁香

梨 1 个，丁香 15 枚。梨去核后与丁香一起密闭蒸熟，去丁香食梨。此方治疗妊娠呕吐有一定作用。

生扁豆粉

将生扁豆 75 克晒成干，研成细末，每次 10 克，用米汤送服。此方对妊娠呕吐有一定疗效。

生姜橘皮

生姜 10 克，橘皮 10 克。加红糖调味，煮成糖水作茶饮，对妊娠呕吐有缓解作用。

橄榄汤

橄榄适量。将橄榄洗净，捣烂，水煎。日服 2 ~ 3 次。此方理气解郁，生津消积。适用于治疗妇女怀孕后反胃、呕吐。

姜汁甘蔗露

甘蔗汁 1 杯，鲜姜汁 1 匙。共调匀，温服。此方健胃、下气、止呕，适用于治疗孕妇呕吐、饮食难下。

乌梅生姜饮

乌梅肉、生姜各 10 克，红糖适量。将乌梅肉、生姜、红糖加水 200 毫升煎汤。每次服 100 毫升，每日 2 次。这个偏方和胃止呕、生津止渴，适用于肝胃不和引起的妊娠呕吐。

冬瓜红枣汤消除身材水肿

有一天臧医生去超市里闲逛，迎面一个大肚子孕妇跟他打招呼，他半天没认出来是谁。幸亏又过来一个男的，对臧医生说："臧叔，你不认识她了，她是我媳妇潘玲，我们结婚的时候你还来喝喜酒了呢。"臧医生才反应过来这是他一个老同学的儿子小林两口子，当下就有点小尴尬。不过臧医生记得当时婚礼的时候，新娘可是特别苗条的，现在虽然怀孕四五个

月了，但是脸和四肢都肿得面目全非，竟然没有认出来。

臧医生问潘玲身体还好吧，小林抢着说："臧叔，你快给看看。潘玲怀孕5个月了，全身水肿得越来越厉害，用手指压一下还会凹下去。走路跟踩棉花上一样，经常无精打采的，还吃不下饭。听人家说这是怀孕的正常现象，但是她好像比人家肿得厉害啊，给她按摩都不消肿。"

臧医生给潘玲把了一下脉，脉滑，又看她舌质淡胖，苔白腻，加上小林所说的情况，判断潘玲的水肿是由脾虚引起的。脾虚不能运化水湿，湿泛肌肤致肿胀。

臧医生和小林说："你回去煮点冬瓜红枣汤给你媳妇喝。做法很简单，用清水煎煮冬瓜，加入红枣就行。冬瓜红枣汤能改善水肿现象，也能健脾补虚。"

小林很高兴，当即就在超市买了冬瓜和红枣，回去煮汤了。后来他打电话跟臧医生说，潘玲喝了冬瓜红枣

汤，晚上跑了几趟厕所，第二天早上起来就消肿很多，喝了一星期就感觉身体瘦了一圈。

中医认为，冬瓜味甘、性寒，有消热、利水、消肿的功效，冬瓜带皮煮汤喝，可起到消肿利尿、清热解暑的作用；红枣味甘性温，有补中益气、养血安神的功效，并含有蛋白质、脂肪、糖类、有机酸、维生素 A、维生素 C、多种微量元素以及氨基酸等丰富的营养成分。冬瓜红枣汤对妊娠水肿有很好的食疗效果。

一般说来，孕妇在妊娠后期经常会有轻度的下肢水肿，无其他不适症状出现，这是妊娠后期常有的现象，算不上是病。但如果水肿加剧，逐渐向上延至外阴及上肢，严重时波及全身，这时就称为妊娠水肿了。水肿会增加孕妇的负担，使其易感疲劳，加剧日常行动的不便，还会经常伴有肿胀疼痛的感觉，严重的还会影响到孕妇的起居和睡眠质量。

因此建议孕妇平时多注意休息，不要长时间站立或坐着，这样容易加剧对下腔静脉的压迫，造成血液回流受阻；晚上睡觉的时候可以将脚垫高，有助血液回流，起到一定消肿作用；另外，还可进行适当的散步，借助小腿肌肉的收缩可以使静脉血顺利地返回心脏，预防水肿。

日常饮食上，应注意营养全面，多食具有健脾益气、利水消肿作用的食物，如鲫鱼、赤小豆、冬瓜、马蹄、猪肚等；饮食宜清淡，忌食腌肉、咸菜等，因为摄盐过多会使体内含钠量增加，影响体内水液代谢，从而加重水肿；忌吃性寒滋腻、海腥发物和刺激性食物，这些食物不仅不利于消除水肿，还对孕妇本身的健康不利。

最灵老偏方：冬瓜红枣汤

- 准备红枣 20 个，冬瓜 500 克。用清水煎煮冬瓜，加入红枣即可。每日 1 剂，连服 5 ~ 7 天。此方可治肾阳虚型妊娠水肿，症见孕后数月，面浮肢肿，下肢尤甚，按之没指。

更多调理方

黑豆红枣鲤鱼汤

鲤鱼1条，红枣8个，黑豆30克，葱段、姜片、盐、料酒各少许。将鲤鱼宰杀，去除内脏洗净，切成段；红枣洗净，去核；黑豆淘洗干净，用清水浸泡一夜。锅中放入适量清水和鲤鱼段，用旺火煮沸，再加入黑豆、红枣、葱段、姜片、盐和料酒，改用小火煮熟即可。此方补肾利水，适用于肾虚型水肿者。

鲤鱼小豆汤

鲤鱼（或鲫鱼）400克，赤小豆200克，陈皮10克，大蒜1头。把鱼收拾干净，大蒜剥皮，四味加水共煮烂。吃鱼饮汤，每日3次饮完。此方主要治疗脾虚型妊娠水肿。

黑鱼冬瓜汤

大黑鱼1条（约500克），冬瓜500克，调料适量。先将黑鱼洗净，冬瓜切块，同放砂锅内煮烂；再加少许葱白、大蒜，不加盐。煮熟后吃鱼喝汤。此方温肾滋阴，利水安胎，适用于肾阳虚型妊娠水肿。

鲤鱼萝卜饮

鲤鱼1条（约500克），萝卜120克。将鲤鱼洗净去鳞及内脏，萝卜洗净切成块，加调料及清水适量煮熟，取汁代茶饮，吃萝卜和鱼。每日服1剂，连服10～20天。此方行气利水安胎，用于气滞湿阻之脘闷、腹胀、纳差的妊娠水肿最适宜。

芡实羹

芡实粉30克，核桃仁15克（打碎），红枣5～7个（去核）。先用凉开水将芡实粉调成糊状，再放入开水中搅拌，再入核桃仁碎、红枣肉，煮熟成羹，可加糖食用。此方补肾强腰，健脾利尿，适用于肾虚型妊娠水肿。

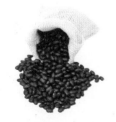
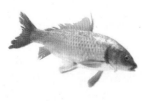
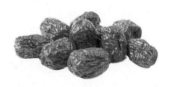

益母草复原汤助你恢复活力

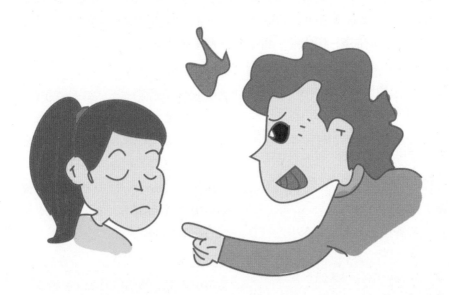

图图属于典型的早婚晚育，结婚 5 年才有时间要孩子，因此，生下儿子后全家都很高兴。婆婆赶来全程照料，老公呵护备至，虽然起夜喂奶导致睡眠不足，有点儿困倦，但看着宝宝健康可爱，家人和乐融融，图图心里还是觉得很幸福。唯一让她心头隐隐不安的是，生完孩子 40 多天了，月子都坐完了，恶露还一直没排干净，里面还有血块，小腹也胀着痛。图图很怕身体出问题不能亲自照顾宝宝，又怕吃了药哺乳对孩子不好，有点儿心烦意乱。

一天婆婆从外面回来，兴冲冲地说："江婶说她女儿去年生孩子的时候也是恶露不停，后来去一个老中医那里看好了，还说那个医生医术很好的，药到病除。明天带你去看看。"

第二天，图图被她婆婆带到臧医生这里，臧医生看她舌有紫斑，脉弦细而涩，就问她是不是产后受凉了。图图想了一下，有点儿心虚："好像有几次晚上睡觉太热，把毯子踢掉了。"囡囡的婆婆有点儿着急起来："哎呀，不是跟你说一定要保暖嘛，你怎么不听话呢？"囡囡很委屈："我不是故意的，睡着的时候踢掉的，我自己也不知道。"婆婆又心疼又生气，只好问臧医生："医生，这要紧吗？"

臧医生告诉她们，女性产后胞脉空虚，如果此时吹空调、淋雨、着凉等，寒邪侵入，寒与血相搏结而成瘀滞，造成血瘀，使血不归经就会引起恶露淋漓不净。臧医生给囡囡推荐了一个小偏方：益母草复原汤。益母草加水煎取药液，加入适量红枣、红糖，可以祛瘀止血。

益母草活血祛瘀，有利尿消肿、收缩子宫的作用，可调经消水，治疗女性月经不调、胎漏难产、胞衣不下、瘀血腹痛、崩中漏下等；红糖益气补血、缓中止痛、活血化瘀；红枣补中益气、养血安神，能缓和药性。三者合用既能活血又能补血，不仅可治疗恶露不绝，还能滋补身体，对产后妇女最为适宜。

囡囡和婆婆如释重负地回去了。过了大概半个月，囡囡的婆婆打电话说："医生，太谢谢你了，我儿媳妇的身子好了，气色也越来越红润，宝宝也长得越来越好，真是太谢谢您了。"

中医认为，恶露不净的原因主要分为三种情况：气虚、血热和血瘀，情况不同症状也不同，治疗方法也不一样。通常顺产的女性恶露时间从 1 个星期到 1 个月不等，剖宫产的时间会缩短很多。如果恶露过多或有大血块、恶臭，以及发热、腹痛等现象要赶紧就医。平常要勤换卫生棉，保持会阴干燥；最好暂时禁止行房，减少感染发生，让伤口愈合。

最灵老偏方：益母草复原汤

● 益母草 100 克，红枣 5 个，红糖适量。先将益母草加水煎取药液，加入红枣、红糖即可。每日 1 剂，2～3 日为 1 个疗程。此方活血、养血、健脾，可以祛瘀止血，适用于产后恶露不净、小腹胀痛。

更多调理方

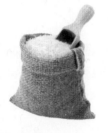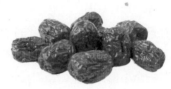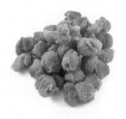

桂圆红枣粥

桂圆、红枣各30克，粳米适量。将红枣去核，与桂圆、粳米同煮成粥，趁热食用，每日1次。此方主要适用于气虚型产后恶露不尽。

益母草粥

鲜益母草30～60克（或干品15～30克），粳米100克，红糖2匙。将益母草煎水取汁，加入粳米、红糖煮粥，每日分2次温服。此方祛瘀止血，主要用于妇女恶露不净、量少、色紫暗有块、小腹疼痛拒按。气血虚少引起的恶露不尽者忌用。

鸡蛋阿胶羹

鸡蛋3个，阿胶30克，甜酒100毫升，盐1克。将鸡蛋打入碗中，用筷子搅匀待用。阿胶打碎，在锅内炒一下，加入甜酒和少许清水，用小火煎煮，待胶化后，倒入鸡蛋，加入盐调味，稍煮片刻即可。此方对产妇阴血不足、血虚生热、热迫血溢而致的产后恶露不尽有效。

木耳丹皮汤

水发黑木耳30克，丹皮10克，白砂糖15克。将水发黑木耳与丹皮共入锅，加水适量煮至木耳熟，调入白砂糖，佐餐食用。此方对血热引起的产后恶露不尽有疗效。

参芪粥

黄芪15克，焦艾叶10克，人参9克，糯米50克。将黄芪和焦艾叶用纱布包好，与人参一起放入砂锅中，加适量水，大火煮沸，改小火煎30分钟；拣去药包，下入糯米，用小火熬煮成粥即可。每天1次，连服5天。此方补而不腻，适用于气血虚弱型恶露不尽。

蒲公英水

蒲公英30克。将蒲公英泡热水喝，每天2～3次，10天为1疗程。此方清热解毒，消肿散结，杀菌消炎，可治恶露不尽。

用橄榄油去除妊娠纹

妊娠纹的形成主要是由于妊娠期受激素影响，腹部的膨隆使皮肤的弹力纤维与胶原纤维因外力牵拉而受到不同程度的损伤或断裂，皮肤变薄变细，腹壁皮肤会出现一些宽窄不同、长短不一的粉红色或紫红色的波浪状花纹。分娩后，这些花纹会逐渐消失，留下白色或银白色的有光泽的疤痕线纹，即妊娠纹。

怡洁从小就是美人胚子，走到哪儿都有人夸她漂亮。她自己也非常爱美，不容许自己有一丝一毫的不完美，平时眼角有条模糊的细纹都要惊叫半天。本来结婚三年，老公早就计划生宝宝了，但是怡洁害怕身材变形一直推拖。直到实在找不到理由了，才乖乖怀孕，并且做好了万全准备，连产后瘦身食谱都做好了。

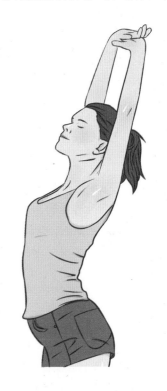

令她没想到的是，怀孕不仅长胖，还会长妊娠纹。怀孕五六个月的时候，怡洁发现肚皮上长了粉红色的花纹，急得哭了，把老公吓坏了，还以为出了什么事。安慰了好半天，并保证给她找到一个解决的办法，才让她情绪渐渐平静下来。

怡洁的老公在网上查了很多资料，各种去除妊娠纹的方法都有，但是不知道是否安全，又不敢贸然使用，就打电话向当护士的姐姐咨询。这位姐姐正好在臧医生所在的医院，就来问臧医生的意见。臧医生告诉她，孕妇可以经常用橄榄油涂抹于腹部以及胸部，能增强皮肤弹性，可预防和消除妊娠纹。

橄榄油富含与皮肤亲和力极佳的角鲨烯和人体必需脂肪酸，吸收迅速，能有效保持皮肤弹性和润泽；橄榄油中所含丰富的单不饱和脂肪酸和维生素 E、维生素 K、维生素 A、维生素 D 等及酚类抗氧化物质能消除面部皱纹，防止肌肤衰老，有护肤护发和防治手足皲裂等功效。另外，用橄榄油涂抹皮肤能抵抗紫外线，防治皮肤癌。经常使用橄榄油，能增强皮肤弹性，可起到润肤美容的效果。

怡洁不敢怠慢，按照嘱咐就开始了橄榄油按摩，过了一段时间发现妊娠纹果然变淡了。分娩过后也继续用，没多久妊娠纹就消失了。

妊娠纹的产生既有自身的体质及自身产前保养的原因，也有遗传原因。其实，如果准妈妈提前做好护理，妊娠纹是可以减轻或消除的。在孕前要注意锻炼身体，经常做按摩，坚持冷水淋浴，增强皮肤的弹性；同时注意加强营养，多吃富含蛋白质、维生素的食物，增加皮肤的弹性。怀孕以后，保养过程就更复杂些。要坚持适度运动，如散步等；要保证均衡、营养的膳食，避免过多摄入糖类和过剩的热量，导致体重增长过多。

早上起床后，可先喝一大杯温矿泉水，刺激肠胃蠕动，排出体内垃圾；调整饮食习惯，尽量吃新鲜水果，少喝果汁；喝脱脂奶，少喝全脂奶；喝清汤，少喝浓汤；多吃低糖水果，少吃饼干和沙拉。已出现妊娠纹的女性，可试试用沐浴盐泡澡：一般在 40℃的温水浴缸中泡约 5 分钟，离开约 30 秒，反复 2～3 次，最后用沐浴乳清洁全身。坚持半年，即能去除妊娠纹。

最灵老偏方：橄榄油按摩法

- 橄榄油适量。将橄榄油涂抹于腹部以及胸部，每日配合按摩。可增强皮肤弹性，预防和消除妊娠纹。

更多调理方

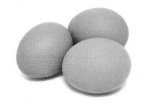

番茄蒸水蛋

番茄、鸡蛋各适量。番茄去皮切小丁，急火快炒5秒钟；鸡蛋打散、调味、加水，小火蒸至七成熟时加番茄丁，继续蒸熟即成。番茄蒸水蛋非常滑嫩，酸而不腻，营养均衡。原料中所含的番茄红素和维生素C，对祛斑有很好的效果。

猕猴桃酸奶

猕猴桃1个，酸奶1杯。猕猴桃清洗干净，切成两半，用勺子挖出中间的果肉，放入酸奶杯中即可。此方中的维生素C能有效地抑制皮肤内多巴醌的氧化作用，干扰黑色素的形成，预防色素沉淀，能有效对抗准妈妈的妊娠纹。

番茄炒青椒

番茄2个，青蒜、芝麻、青椒、葱花、植物油各适量。番茄洗净，用烤箱烤软，去皮，制成番茄酱；芝麻炒香；炒锅加植物油，葱花爆香，下入切碎的青椒和青蒜略炒，加入番茄酱同煸片刻即成。此方中所含的番茄红素可随脂肪被人体充分吸收；芝麻、植物油中含有丰富的维生素E，是重要的抗氧化营养素，能起到消除妊娠纹的作用。

猪蹄粥

猪蹄1只，通草3克，漏芦10克，粳米100克，葱白、味精、盐各适量。先将通草、漏芦放入锅中，加适量清水熬煮，至汁浓，去渣取汁，备用。锅置火上，放入猪蹄、药汁、粳米、葱白，加清水适量煮至肉烂熟，加入味精、盐调味即可食用。此方含有丰富的胶原蛋白质，可以有效去除妊娠纹。

黄豆排骨汤

黄豆100克，猪排骨250克，盐适量。先把猪排骨洗净，切成小块，置于火上，加清水适量，旺火煮沸。再把黄豆、猪排骨放入锅内，加盖，转为温火煲3小时后，加入盐调味即可。此方可使皮肤细嫩、白皙、润泽，有效防止妊娠纹的出现。

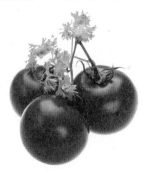

常喝鲫鱼汤下奶快

对于新生宝宝来说，母乳是最好的食品。它不但含有宝宝生长所需的全部营养，而且还会根据宝宝发育的不同阶段，自动地对营养成分进行调整，来满足宝宝的需求变化。但如果乳腺先天发育不良、母体饮食量减少使得营养不良，或因生产时出血过多导致贫血，以及婴儿没有按时吮吸等，均会导致产后缺乳。此外，情志不调也会影响母体分泌乳汁，如过度劳累、失眠、焦虑、恼怒、疼痛等。

有一次，臧医生去亲戚家吃满月酒。这家亲戚的儿媳妇刚生了个大胖小子，全家喜气洋洋的，不停地拿着宝宝的照片给客人看。亲戚的儿媳妇蕊蕊也面带笑容，不过看起来气色不太好。

果然，酒席散后，亲戚拉住臧医生让他给蕊蕊把把脉，说是生完孩子后，蕊蕊一直奶水不足，一天的奶水还不够宝宝吃一顿的。把孩子饿得直哭，喂奶粉又不爱喝，现在都瘦了。蕊蕊自己身体也不太好，容易头晕，吃饭没啥胃口，不知道有没有什么办法。

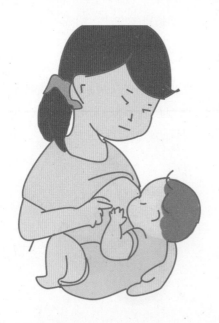

臧医生看蕊蕊舌淡少苔，脉虚细，她自己说乳汁清稀，乳房无胀感，正是属于气血虚弱导致的产后缺乳。臧医生向她就推荐了对催乳很有帮助的鲫鱼汤。

鲫鱼汤的做法不复杂：将鲫鱼去鳞、内脏后，放入油锅煎至两面金黄，倒入适量料酒，加入适量清水烧开，煮炖至汤呈浓白色，加盐、胡椒粉、葱花调味即可。食肉饮汤，每日3次。鲫鱼中含有大量蛋白质、脂肪、维生素和矿物质。中医认为，鲫鱼可益气补血、健脾通乳、促进血液循环、增进食欲。鲫鱼煮汤，味道鲜美，很适合顺产和剖腹产的妈妈食用，更具有通乳、下奶的功效。

亲戚听后，立即去市场买了条新鲜鲫鱼回家煮汤，分3次给儿媳妇喝。喝了两三天，蕊蕊的胃口变好了，乳房也胀了，用手一挤，乳汁果然流了出来！之后几天乳汁不断增多，宝贝孙子吃得津津有味，全家人心里的石头总算落了地。

有缺乳问题的新妈妈要学会在日常生活中适当调养，多吃具有通乳功效的食物以及养成良好的生活习惯等，可达到催乳的效果；现在临床提倡母婴同室，早接触，早吸吮，于产后30分钟内开始哺乳，尽早建立泌乳反射，坚持"按需哺乳"的原则；产后妇女应保持乐观的情绪，忌抑郁、烦躁、恼怒等不良情绪的刺激；适当锻炼，有利于气血调和。

在饮食方面，要保证营养全面，多食高蛋白食物，如瘦肉类、鱼类、蛋类、奶类，还要摄入足够的新鲜蔬菜、水果以及充足的汤水；多吃具有补益气血、通络下乳作用的食物，如猪蹄、鲫鱼、章鱼、虾仁、丝瓜等；饮食宜清淡，忌食辛辣刺激性食物，如辣椒、花椒、咖啡、浓茶等；忌食甜食，如糖果、巧克力等；忌食具有回乳作用的食物，如大麦、麦芽等。

最灵老偏方：鲫鱼汤

● 鲫鱼300克，食用油15毫升，葱花5克，姜末5克，盐2克，胡椒粉1克，料酒少许。鲫鱼去鳞、内脏后，洗净沥干水。待油烧至七成热，将鱼放入，倒少许料酒，加入适量清水烧开，用中火煮至奶白色，加盐、胡椒粉、葱花、姜末调味即可。每日3次，连服5日。此方适合顺产和剖腹产的妈妈食用。

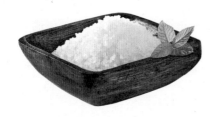
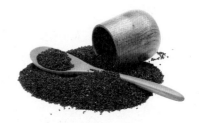

炒芝麻

芝麻50克，盐少许。炒锅上火烧热，放入芝麻和少许盐，以小火共炒，炒至芝麻溢出香味即成。装入能密封的容器中储存。每日食用2次，连食数日。本方能养血通乳，适用于妇女产后缺乳。

黑芝麻僵蚕饮

僵蚕6克，黑芝麻、红糖各30克。将僵蚕研细末，黑芝麻捣碎，加入红糖后拌匀。用时将药放入杯内，倒入沸水，加盖后闷10分钟左右，1次饮服，每日服1次，空腹时服。此方化痰散结，有益血润肠、通乳的功效。

花生鲢鱼头汤

花生仁50克，鲢鱼头1个，生姜2片，酒精度10%vol.的米酒100毫升。花生仁、生姜洗净；鲢鱼头洗净，去鳃，斩成小块。油锅烧热，下姜煎至微黄，再下鱼头煸炒，入米酒、花生仁，再加清水2碗，煮成1碗。趁热饮汤食花生，1次食完。此方适用于气血虚弱之产后缺乳者。

赤小豆汤

取赤小豆适量煮汤食用。此方有催乳功效。

红薯粥

红薯200克，粳米100克。将红薯洗净去皮，切成块；粳米洗净后一起放入锅内，加入适量清水，以大火煮沸，转小火煮成稀粥，温热服食。本方能健脾养胃、益气通乳、润肠通便，适用于脾胃虚弱、产后乳汁不通、便秘、夜盲症等。

海带佛手豆浆

豆浆300毫升，海带60克，佛手10克。将海带洗净，放入锅中，加入适量清水，放入洗净的佛手，以大火煮沸，转小火煎30分钟，再入豆浆煮30分钟即可饮用。1次饮服，每日1次，连服5日。本方能行气解郁，散结通乳，适用于产后缺乳者。

黑豆红枣酒治疗产后腰痛

倪华怀胎十月，经历了孕吐、水肿、阵痛、生产后，终于生下了宝贝儿子，本来以为所有的磨难都告一段落了，谁知道更大的痛苦还在后面。不知道为什么，倪华总觉得腰痛腿软，浑身发酸，严重的时候腰都弯不下去，睡觉都成问题。因为要给宝宝喂奶，倪华也不敢吃药，只好一天天地强忍着。

倪华的老公担心再这样下去，倪华就会抑郁了，哄劝着把她带到了臧医生这里。倪华自述经常头晕耳鸣、手脚麻痹、心慌气短，臧医生看她面色黄白，舌质呈淡白色，属于肾亏血虚导致产后腰痛。中医讲"腰为肾之府"，肾的问题首先反应到腰部；女性子宫的功能也与肾息息相关，分娩时的竭力一定会损伤肾气，本来肾气不足的人一旦损伤就会更严重；同时，分娩失血过多，就会导致肾虚血亏，脉络失养而引起腰痛。

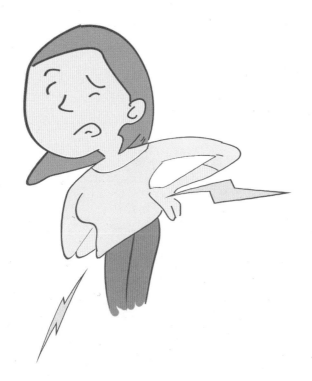

因为倪华不想吃药，臧医生给她介绍了一个调理方：黑豆红枣酒。将黑豆炒至半焦，与红枣一起浸入黄酒，半月后去渣饮酒，每天2～3次，每次20～30毫升，连服7～8天。中医认为，黑豆味甘性平，具有消肿下气、润肺燥热、活血利水、祛风除痹、补血安神、明目健脾、补肾益阴、解毒的作用。可用于水肿胀满、风毒脚气、黄疸水肿、风痹痉挛、产后风疼、口噤、痈肿疮毒等；红枣味甘、性温，能补中益气、养血生津。可治疗身体虚弱、脾胃不和、贫血消瘦等。此方对产后腰痛有很好的效果。

倪华回去后按臧医生的嘱咐饮用黑豆红枣酒，不出几日腰痛的症状就有所缓解，又饮用了一段时间，症状就全部消失了。

临床上，产褥期内出现肢体或关节酸痛、麻木、重著者称为"产后身痛"，亦称"遍身痛""产后关节痛"。如单独出现某一症状，则分别称为"产后关节痛""产后腰痛""产后足跟痛"。中医认为引起本病的原因是由于分娩时用力过大、出血过多、气血不足、筋脉失养、肾气虚弱，或产后体虚，再感受风寒，风寒乘虚而入，侵及关节、经络，使气血运行不畅所致。

在日常生活中，产妇需保证充足的睡眠，适当的活动，经常活动腰部，避免产后过早穿高跟鞋及做过于繁重的家务，这些都是可以预防腰痛的。如果新妈妈在产后感觉到有腰部不适，也可以让家人帮忙按摩，这样可以促进血液循环，缓解腰部不适的症状；新妈妈在给宝宝喂奶的时候，尽量采用能使自己腰部轻松、舒适的姿势，以坐在低凳子上为宜。

另外，产后腰痛患者应确保营养全面，多进食高蛋白食物，如瘦肉类、鱼类、蛋类、奶类，还要摄入足够的新鲜蔬菜、水果，有利于身体的恢复；多摄入具有补益气血以及活血化瘀作用的食物，如乌鸡、红米、羊肉、当归、山楂、米酒等；饮食宜清淡，忌食辛辣刺激性食物，如辣椒、花椒、咖啡、浓茶等；忌食甜食，如糖果、巧克力等。

最灵老偏方：黑豆红枣酒

● 黑豆500克，黄酒1000毫升，红枣20克。将黑豆炒至半焦，与红枣一起浸入黄酒，半月后去渣饮酒，每天2～3次，每次20～30毫升，连服7～8天。此方对产后腰痛有很好的效果。

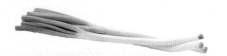

更多调理方

生姜葱白红糖饮

生姜30克，葱白、红糖各适量。水煎服，每天2次，连服3～4天。此方适用于外感风寒所致产后腰痛者。

五加皮酒

五加皮100克（切碎），白酒适量。浸泡1周后煮饮。此方适用于产后腰痛者。

当归山楂粥

当归20克，川芎10克，红花6克，干姜6克，山楂30克，粳米100克，红枣4个，桃仁15克。将当归、川芎、红花、干姜、山楂放入砂锅，加适量水，浓煎40分钟，去渣取汁，加入红糖适量备用；再将粳米、红枣、桃仁一起放入砂锅，加水用小火煨煮成稠粥，然后兑进前面的浓煎药汁，拌匀，继续煮到开锅即成。分早晚两次服用。此方适用于瘀血留滞型腰痛者。

泽兰粥

粳米50克，泽兰30克。先煎泽兰，去渣取汁，汁入粳米同煮粥，空腹食用。本方对产后瘀滞腹痛患者有一定的功效。

肉桂甘草方

肉桂、甘草各3克，人参6克，麦冬、阿胶各9克，怀山药、当归、熟地、续断各15克。水煎服，每日1剂，1日2次。此方补元阳，暖脾胃，通血脉，治腰膝冷痛等症。

杜仲羊肉汤

杜仲15克，肉苁蓉30克，枸杞15克，党参20克，当归20克，生姜15克（切片），羊肉250克（切成小块）。将以上物品一起放入砂锅，加水炖至羊肉熟透后吃肉喝汤。本方适用于肾虚血亏型腰痛的产妇。

红花酒

红花9克，白酒适量。红花加入水、白酒各一半，水煎煮，每日服1次。此方适用于产后足跟痛的产妇。

黄芪蒸鸡块

土鸡300克，黄芪10克，枸杞3克，生姜10克，油、盐、蚝油、干淀粉、麻油、绍酒各适量，将以上材料一起入碟蒸10分钟即可。此方有补气生血的功效，对因血虚而发热的女性很有效果。

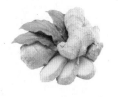

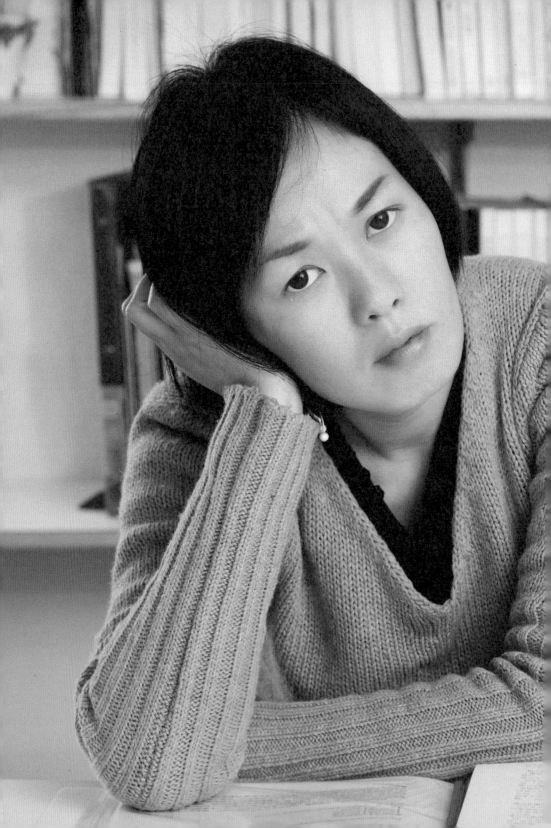

第六章
更年期女性小偏方

本章介绍了7种常见的更年期所致的不适症，如骨质疏松、腰肌劳损、潮热盗汗、心悸心慌、神经衰弱、易惊易怒、心情焦虑等。每种症状分别推荐了多个小偏方，供读者选择，希望广大女性能从中受益，安然度过更年期，拥有好气色、好心情、好生活。

骨质疏松：以单位体积内骨组织量减少为特点的代谢性骨病变，以骨骼疼痛、易于骨折为特征。

腰肌劳损：腰部肌肉及其附着点筋膜或骨膜的慢性损伤性炎症，是腰痛的常见原因之一，主要症状是腰或腰骶部胀痛、酸痛，反复发作。

潮热盗汗：指发热如潮水一样有定时，每天到一定时候体温就升高（多在下午出现），以及夜晚睡眠时出汗。中医认为是阴虚的表现。

心悸心慌：自觉心脏跳动不安的一种症状，中医又称之为"惊悸""怔忡"。它可能是疾病的征兆，也可能是正常的生理反应。

神经衰弱：由于长期处于紧张和压力下，出现精神易兴奋和脑力易疲乏现象，常伴有情绪不稳、易激惹、睡眠障碍、肌肉紧张性疼痛等。

易惊易怒：更年期雌激素分泌减少，身体器官无法迅速适应变化，出现心烦、情绪不稳定、易激动、容易失控、莫名其妙发脾气等症状。

心情焦虑：无明确客观对象的紧张担心，坐立不安，伴有心悸、手抖、出汗、尿频等。

芝麻核桃粉冲饮强筋壮骨

吴女士快60岁了，退休后一直赋闲在家，过起了"逛逛菜市场做做饭，看看电视睡睡觉"的生活，虽然很清闲却也有点无聊。老伴劝她也去跳跳广场舞、锻炼锻炼身体，吴女士却觉得大庭广众之下有点不好意思，最多也就是去楼下小区遛个弯儿。

最近一段日子，吴女士觉得身体好像有点虚弱，容易感到胸闷、气短，腰背酸痛，特别是弯腰、咳嗽、排便时感觉最明显。吴女士下了很大决心，对老伴说："真是不服老不行，毛病都出来了。下个星期我就跳广场舞去！"

可还没到下星期，吴女士上厕所的时候一个不小心就摔倒了，躺在地上半天起不来。幸亏老伴在家，叫了120，送到医院检查才知道是骨质疏松导致摔跤，造成了股骨骨折。一直在床上躺了几个月才下地。

骨折好了，骨质疏松还没治呢，老两口不知道吴女士现在这体质还能不能跳广场舞了，几经打听来到臧医生的诊室，想问个能从根上治起的方子。

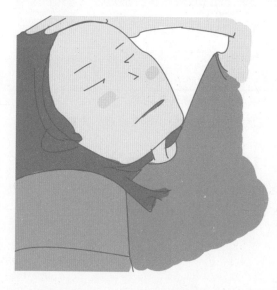

臧医生为吴女士做了详细的问诊把脉，发现她周身骨痛、腰膝酸软、筋脉拘急、消瘦憔悴、步履蹒跚，舌体瘦小光红，脉细弱，均为肾精不足之象。中医认为，肾主骨，生髓藏精，为先天之本，肾精的盛衰与骨骼的生长代谢有着密切关系：肾精足则骨髓之生化有源，骨髓充，骨骼得到髓的充分滋养则骨

骼坚；肾精亏，骨髓生化不足，髓腔空虚而不能营养骨骼，导致骨骼发育不良，脆弱无力，变生畸形。

根据吴女士的体质，臧医生为她推荐了一个调理方：芝麻核桃仁。将黑芝麻晒干炒熟，与核桃仁同研为细末，加入白糖，拌匀后装瓶备用。每日2次温开水调服。

黑芝麻味甘，性平，具有"补肝肾、滋五脏、益精血、润肠燥"等保健功效，被视为滋补圣品和补钙佳品，钙含量远高于牛奶和鸡蛋；核桃仁补肾温肺、润肠通便、补虚强体、保护肝脏，可治肾阳虚衰、腰痛脚弱、肺肾不足、虚寒喘咳、肺虚久咳等。两者合用能滋补肾阴，强筋壮骨，抗骨质疏松。

臧医生告诉吴女士，人到中年，尤其妇女绝经后，骨量丢失加速进行，很容易患上骨质疏松症，给人们带来很多不便和痛苦，一旦骨折还可能危及生命。因此，平日里要加强预防：养成良好的饮食及生活习惯；多晒太阳，积极锻炼身体，避免过度吸烟、饮酒、饮用过多含咖啡因的饮品；合理膳食，少吃糖及盐，多食用牛奶、豆制品、鱼、虾、蟹等含钙多的食物。

吴女士认真记下，并付诸行动。过了几个月，她就发觉身体强健了很多，腰背不酸了，走路也利索多了，去医院检查骨骼的密度，显示骨骼健康多了。

在这里要提醒一下，对于骨质疏松的高危人群，如有遗传基因者、过于消瘦者、绝经年龄过早者、嗜好烟酒者、患有内分泌疾病以及长期服用皮质激素者等，要提早防治，定期检测骨密度，如果骨量快速减少，应及早采取防治对策。

最灵老偏方：芝麻核桃仁

- 准备黑芝麻250克，核桃仁250克，白砂糖50克。将黑芝麻拣去杂质，晒干，炒熟，与核桃仁同研为细末，加入白糖，拌匀后装瓶备用。每日2次，每次2.5克，温开水调服。可长期服用。此方能滋补肾阴，抗骨质疏松。

猪骨海带汤

猪骨 1000 克，海带 150 克，姜、葱、胡椒粉、味精、盐、香油各适量。排骨剁成 3 厘米长的段，海带切菱形片。排骨入沸水锅中略焯后捞出。锅内加鲜汤、料酒、葱姜片、鸡精，下入排骨，用中火烧开，下入海带、盐、白糖，用小火炖至排骨熟烂，然后加味精、香油，出锅装汤碗即可食用。此方可强筋健骨，适用于防治骨质疏松症。

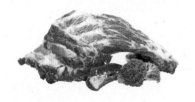

黄豆芽炖排骨

黄豆芽、排骨各 500 克，生姜 2 片，黄酒 15 毫升，盐、味精、胡椒粉各适量。排骨洗净，切成段，放入高压锅中，放入生姜，加适量清水炖成排骨汤备用。黄豆芽去根洗净，切两段，倒入砂锅中，大火翻炒，加入排骨汤、黄酒，小火炖 30 分钟，放入盐、味精、胡椒粉调味即可。此方可补充人体钙质，对预防和缓解骨质疏松都有一定作用，可常食。

绿豆白菜心粥

白菜心 500 克，绿豆 100 克。将绿豆洗净，放入锅中加适量水煮粥，快熟时放入洗净的白菜心熬煮，粥熟即可。此方清热解渴，补充维生素及钙质，有效改善骨质疏松。

桃酥豆泥

扁豆 150 克，黑芝麻 25 克，核桃仁 5 克，白糖适量。将扁豆入沸水煮 30 分钟后去外皮，再将扁豆仁蒸烂熟，取出捣成泥。炒香黑芝麻，研末待用。油热后将扁豆泥翻炒至水分将尽，放入部分白糖炒匀，再放入黑芝麻末、剩下的白糖、核桃仁至白糖溶化，炒匀即可。此方可健脾益肾，强筋健骨。

红糖芝麻核桃糊

红糖、黑白芝麻、核桃仁粉各 25 克，藕粉 100 克。将黑白芝麻炒熟后，再加核桃仁粉、藕粉，用沸水冲匀后，放入红糖搅匀即可。每日饮用 1 次。此方能补钙，适用于中老年缺钙者。

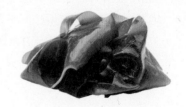

伸筋草茶助你防治腰肌劳损

腰肌劳损在临床上比较常见，多以腰部一侧或两侧或正中等处的疼痛为表现，时轻时重、反复发作，多在劳累或天气变化后加重，而稍作休息便能有所缓解。但日积月累可使腰肌纤维变性，甚而少量撕裂形成疤痕或纤维索条粘连，遗留长期慢性腰背痛，所以要引起重视。

东丽40多岁，是一家外资公司的财务总监，工作内容繁琐，经

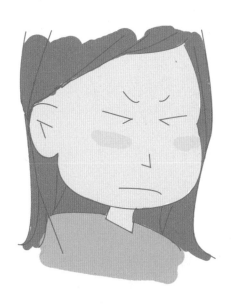

常伏案工作一整天，有时候还要加班到深夜。有1年年底公司做审批，又要做年终结算，真是把东丽累坏了。以前偶尔会腰痛的毛病又发作了，只不过这次严重些，腰部特别酸痛，弯腰的时候加剧，休息后疼痛减轻，一忙活又加重。东丽实在受不了了，就来找臧医生看看。

臧医生看她面色苍白，足膝无力，手足不温，脉沉细，正是肾虚型腰肌劳损。无典型外伤史的腰部慢性筋肉损伤称为腰肌劳损，是由腰背筋膜、骶棘肌、腰骶髂韧带、关节囊的损伤、劳损或肌肉纤维织炎等引起，俗称为"急性腰扭伤""闪腰""腰肌劳损"。中医认为，"久劳"和"劳伤久不复原"是形成劳损的主要原因。《素问·宣明五气篇》记载："久视伤血，久卧伤气，久坐伤肉，久立伤骨，久行伤筋，是谓五劳所伤也。"

东丽也正是由于这样，腰部才形成了劳损，从而导致了腰痛的发作。针对她的情况，臧医生给她推荐了一个偏方——伸筋草茶：将伸筋草20克，

鸡血藤 15 克，一同水煎煮，代茶饮。

传统医学认为，伸筋草味苦、辛，性温，入肝经，可祛风散寒、除湿消肿、舒筋活络，用于风寒湿痹、筋脉拘挛疼痛，外用治跌打扭伤肿痛；鸡血藤味苦、甘，性温，归肝、肾经，可活血舒筋、养血调经，主治手足麻木、肢体瘫痪、风湿痹痛等。二者合用可治风寒湿腰痛等。

东丽回去后按照臧医生说的方法，活动腰部，同时加强锻炼，结合伸筋草茶饮用，1 周后就打来电话说，症状基本消失，腰痛好多了。

在生活习惯方面，建议女性多锻炼身体，活动腰部，加强腰背肌锻炼，以促进气血流通，增强腰部筋肉的力量。可选择做前俯后仰、左右侧屈、仰卧举腿等广播操，或打打太极拳；如弯腰过久，或伏案过低等，在僵坐 1 小时后要换一个姿势；同时可以使用腰部有突起的靠垫为腰部缓解压力，有助于避免出现腰肌劳损；背重物时，胸腰稍向前弯，髋膝稍屈，迈步要稳，步子不要大。

日常生活中，要避免受凉、外伤、劳损等；最好睡硬板床或者比较硬的床垫，起床后适当做一些腰部运动；尽量避免久站、弯腰过久、伏案过低等加重腰部损伤的姿势；还要节制房事，腰为肾之府，房事过频必然有损于肾，肾亏则腰痛。

最灵老偏方：伸筋草茶

- 准备伸筋草 20 克，鸡血藤 15 克。一同水煎煮，代茶饮，7 天为 1 个疗程。可治风寒湿腰痛等，症见雨天时腰疼酸胀、麻木无力。

更多调理方

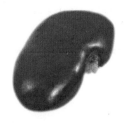

杜仲猪腰

杜仲 15 克，猪腰 4 个。将杜仲切片，猪腰破开呈钱包形。将杜仲片装入猪腰内，外用卫生纸浸湿后将猪腰包裹数层，置柴灰火中慢慢烧烤，熟后取出去纸，食猪腰。此方适用于腰酸无力、不耐久坐、双膝酸软等症。

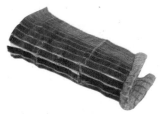

绿茶鸡蛋方

绿茶 1 克，蜂蜜 25 克，鸡蛋 2 个。加水 300 毫升煮沸后加入以上三味，待蛋熟后即可。每天早餐后服用 1 次，日服 1 剂，45 天为一疗程。此方主治腰肌劳损症。

白芍木瓜汤

白芍药 30 克，木瓜 13 克，鸡血藤 15 克，葛根 10 克，甘草 10 克。每日 1 剂，水煎 2 次分服。此方舒筋活血，滋阴止痛。

寒湿腰痛贴

肉桂 5 克，川芎 10 克，乳香 10 克，蜀椒 10 克，樟脑 1 克。将上药研末，装瓶备用。治疗时取适量药末用白酒炒热贴敷于肾俞、命门、次髎，外用玻璃纸和胶布固定，每 2 日换药 1 次。此方治寒湿、肾虚、瘀血腰痛、腰痛无热感者均可。

腰扭伤药膏

马钱子 12 克，骨碎补 20 克，生南星 10 克，三七 20 克，威灵仙 12 克，羌活 10 克，独活 10 克，乳香 12 克，桃仁 12 克，红花 6 克，大黄 10 克。诸药研为细末，调拌凡士林。外敷腰部，每日 1～2 次。此方治扭伤腰痛。

生姜椿叶敷方

将生姜、椿树叶各 100 克捣烂，敷腰部。每日 1 次。此方治腰部冷痛重、转不利、遇寒冷加剧、静卧痛不减等症。

糯米热熨方

将糯米 500 克入锅内炒热，以布袋盛之，趁热熨痛处，冷则再炒再熨；八角茴香研为细末，白酒调服，每日 1 次。此方治虚寒腰痛，伴有腰痛酸软、畏寒，喜揉喜按症。

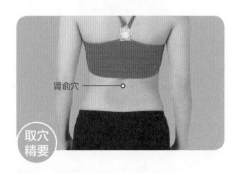

肾俞穴

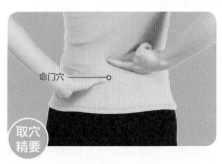

命门穴

肾俞穴：益肾助阳，强腰利水。穴位位于腰部，当第二腰椎棘突下，旁开1.5寸。此穴为肾的背俞穴，在腰部，第二腰椎旁开2横指。

命门穴：补肾壮阳。穴位位于后正中线上，位于第二腰椎棘突下凹陷中。位于人体的腰部，当后正中线上，第二腰椎棘突下凹陷处。指压时，有强烈的压痛感。

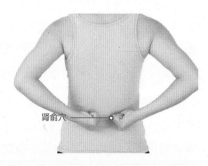

肾俞穴

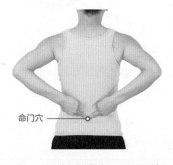

命门穴

Step 1：正坐或站立，双手绕到腰部，大拇指置于穴位上，以指腹用力按揉。

Step 2：正坐或站立，两手伸到腰背后，用左手中指的指腹按住穴位，右手中指的指腹压在左手中指的指甲上，双手中指同时用力按揉穴位。

操作要领

①力度以出现酸胀的感觉为宜。

②时间为每天早晚各按摩1次，每次1～3分钟。

浮小麦甘草饮帮你提起精神

邱女士 42 岁，在一家国有公司上班，几十年了一直兢兢业业，口碑很好。最近却由于精神不振，工作出了差错差点被开除。周末的时候臧医生接待了她，进行问诊。

据她说，最近也不知道怎么了，体力一下子就降下来了，无精打采的，走几步路、上个楼梯就气喘吁吁的。晚上经常睡不好觉，而且会出很多汗，早上睡醒枕头都被汗水弄湿了。白天瞌睡不断，而且一到下午就跟发烧了一样，头晕口渴，满脸通红的。虽然已经很尽力提起精神，工作还是耽误了。

臧医生看了看邱女士的舌头，号了脉：舌红少苔，脉细数，这是阴虚内热引起的潮热盗汗。人到中年尤其是女性，很容易出现一些不适症状，在生理上和心理上都会造成一些不适应。潮热盗汗是更年期综合征中的一种症状，大部分人经过更年期的时候都会发生，常因阴血不足、湿阻气机等所致。一般而言，汗症以虚汗为多，自汗多属气虚不固；盗汗多属阴虚内热。诊断时应该辨别阴阳虚实，对症下药。

臧医生给邱女士推荐了一个方子，浮小麦甘草饮：浮小麦 100 克，炙甘草 10 克，红枣 15 克。将炙甘草、浮小麦分别用清水稍微清洗一下，放入锅中，加水适量，以大火煮沸，转小火煎煮，再放入洗净的红枣同煮

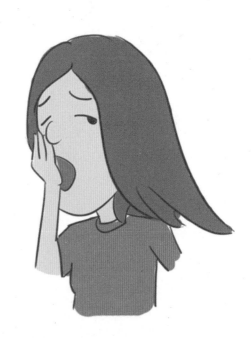

137

20 分钟即可食用。每天早、晚各空腹食 1 碗。浮小麦能除虚热、止汗；炙甘草能和中缓急、润肺、解毒、调和诸药，常用于脾胃虚弱、倦怠乏力、心悸等症。二者合用能安神敛汗，适用于更年期综合征。

邱女士按医嘱，回去后煮了浮小麦甘草粥服用。1 周后，潮热盗汗的症状就得到了缓解，体力也有所恢复，终于可以安心地上班了。

中医认为，"汗为心液"，若盗汗长期不止，心阴耗伤十分严重，应积极治疗。在治疗的同时，还要特别注意自我养护，加强必要的体育锻炼，养成有规律的生活习惯，注意劳逸结合；平时最好穿宽松、吸汗、透气性好的棉麻质地衣服，避免紧身衣及皮革质地的衣服；可以随时准备一些小东西以备不时之需，如小折扇和小毛巾等，随时扇风减轻闷热感，尤其在公众场合，可避免突然"汗流浃背"的尴尬。

饮食方面，要限制糖类、热量、动物脂肪、胆固醇和盐的摄入，补充优质蛋白质、维生素、微量元素、钙和纤维素，以维持人体正常代谢；禁食辛辣动火食物，切勿饮酒，多食一些育阴清热的新鲜蔬菜等。被褥、枕头、睡衣等应经常拆洗或晾晒，以保持干燥，并应经常洗澡，以减少汗液对皮肤的刺激。

最灵老偏方：浮小麦甘草饮

- 浮小麦 100 克，炙甘草 10 克，红枣 15 克。将炙甘草、浮小麦分别用清水稍微清洗一下，放入锅中，加水适量，以大火煮沸，转小火煎，再放入洗净的红枣同煮 20 分钟即可食用。每天早、晚各空腹食 1 碗，7 天为 1 个疗程。此方能安神敛汗，适用于更年期综合征。

更多调理方

敷脐疗法

五倍子 25 克，五味子 25 克。将上药共研细末，取出少量与白醋或米醋调成糊状备用。晚上临睡时用 75% 酒精清洁脐部后，将药糊放入肚脐眼（神阙穴），外用纱布或胶布固定，第二天去除。每日换药 1 次，10 天为一疗程。此方有敛肺止咳、滋补涩精、止泻止汗之效。

当归六黄汤

当归 9 克，黄芪 20 克，黄芩 9 克，黄柏 9 克，黄连 5 克，生地黄 9 克，熟地黄 9 克。水煎 20 分钟，早、晚分 2 次服，每日 1 剂。此方具有养血、清热、敛阴、止汗功效。

党参黑豆浮小麦汤

党参 10 克，黑豆 20 克，浮小麦 20 克。将上三物洗净，党参切片，一同入砂锅，加入适量冷水煮汤，代茶饮。此方有安神益智、滋补脏腑的功效。

蛤肉黄芪汤

蛤蜊 250 克，黄芪 15 克，防风 10 克。蛤蜊洗净后，在沸水中煮七成熟，然后取肉待用。另将黄芪、防风一起水煎浓汤，去渣取汁，将药汁与蛤蜊肉一起煮熟。吃蛤蜊肉，喝浓汤，每日 1～2 次。此方具有补气敛汗之功效。

太子参当归猪心汤

猪心 1 具，当归 10 克，太子参 30 克。太子参与当归水煎浓汤去渣取汁，将猪心切成三片与前药汁共煎熟。吃猪心喝汤，每日 1～2 次。此方具有补气养血、宁心止汗之功效。

龙牡萸术汤

龙骨 30 克，牡蛎 30 克，山茱萸 15 克，炒白术 15 克。将龙骨、牡蛎先煎 20 分钟，再将山茱萸和炒白术放入一起煎煮 20 分钟即可。喝汤，每日 2 次。此方具有健脾、敛阴、宁心止汗之功效。

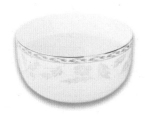
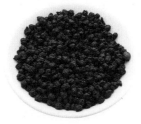
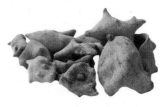

桂圆红枣粥克服心悸

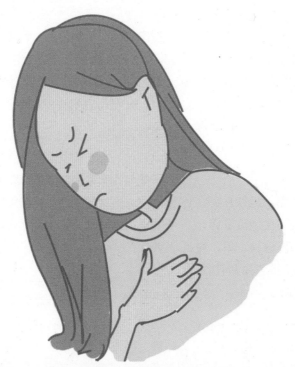

雷欢今年45岁，是经人介绍到臧医生这里治病的。据说她已经去过几家医院了，有的说是心脏病，有的说是高血压，有的说是心律不齐，也吃了不少药，但是病情一直都不见好转。

臧医生问她到底是哪里不舒服，雷欢有气无力地说："心慌，心口疼，害怕。"雷欢的老公在旁边马上说："她总是说心脏疼，老是心慌气短，有一次电梯坏了，爬楼梯回去，她就嚷嚷着心脏要爆炸了，手不停地抖。晚上也睡不好，总做梦，一惊一乍的，天天没精神。医生，你赶紧给看看吧。"

臧医生看雷欢舌苔薄白，脉虚数，根据她的描述，是中年女性常见的心悸症状。心悸是指自觉心跳快或心慌不安，稍劳即乏，并伴有左胸部心前区非常不适的感觉。比较轻的心悸，劳逸结合，注意饮食，影响不大，或者只限制病人参加重体力劳动；比较重的心悸，病人还会伴有其他不舒服的症状，可能会使病人丧失劳动能力，需及时就诊。

臧医生对雷欢夫妻说："心悸心慌可以多吃桂圆、红枣，平时用来煮粥吃效果也不错，操作起来也简单：取糯米、桂圆肉各 50 克，红枣 10 个，加水共煮粥。每天服 2 次，连服 10 天。你们回去可以试试。"

中医认为，桂圆性平，归心、脾经，可补血益智、养血安神，治思虑过度、心血不足、惊悸、怔忡、失眠、健忘等症。桂圆与红枣一起服食，不仅能静心，还能对血液流通起到很好的疗效，能疏通经脉，减缓肌肉麻痹等症状。

雷欢和她老公回去后，遵医嘱坚持吃桂圆红枣粥。一个多星期后，症状基本消失，心不慌了，手不抖了，体力也有了很大改善。她老公还专门打来电话表示了感谢。

平时生活中，心悸患者应注意调节情志，防止喜怒等情绪过激，应保持精神乐观，情绪稳定，坚定信心，避免惊恐刺激及忧思恼怒等；还要注意休息，少房事，房事过多会伤肾，使身体虚弱，加重病情；要适当参加体育锻炼，如散步、太极拳、体操、气功等，注意预防感冒。

平时要注意多吃富含维生素 A、胡萝卜素及 B 族维生素的食品；同时还要选用含磷脂高的食物以健脑，如蛋黄、鱼、虾、核桃、花生等；也可多吃鸡蛋、动物的肝肾、胡萝卜、菠菜、小米、大白菜、番茄、黄花菜、空心菜、枸杞等；同时，要远三白（糖、盐、猪油），近三黑（黑芝麻、蘑菇、黑米）。

另外，心悸患者平素要注意气候的变化，避免风、寒、湿、热等外邪侵袭，要寒温适宜，"虚邪贼风，避之有时"。

最灵老偏方：桂圆红枣粥

● 取糯米、桂圆肉各 50 克，红枣 10 个，加水共煮粥。日服 2 次，连服 10 天即见效。此方可静心、疏通经脉，减缓肌肉麻痹等症状。

更多调理方

骨皮丹皮汤

地骨皮 10 克，牡丹皮 3 克。沸水冲泡，闷约 15 分钟饮用。此方凉血除蒸、清肺降火、安神养心。

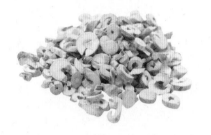

马蹄海蜇汤

马蹄 60～120 克，海蜇 50～100 克。煮汤，分 2 次饮用。此方有清热化痰之功，适宜痰火上扰型心悸之人服食。

百合饮

鲜百合 50～60 克（或干百合 30 克）。煎水后加入适量冰糖食用。此方适宜心气不足型或阴虚火旺型心悸，包括体质虚弱、妇女更年期以及神经官能症所致的心悸之人服食。

莲子桂圆粥

莲子粉 50 克，桂圆肉 30 克，粳米 50～100 克。煮成稀粥，然后加入冰糖适量，临睡前服食 1 小碗。或用干莲肉 50 克，桂圆肉 30 克，冰糖少许，一同煎服。此方适宜心血不足型心悸者食用。

酸枣仁芡实汤

酸枣仁 6～10 克，芡实 12 克，龙眼肉 6 克。煮汤后睡前服食。此方对心血不足型心悸者颇有裨益。

黄参当归猪心汤

猪心 1 具，黄参 30 克，当归 15 克。放炖盅内，加适量的水，隔水炖熟，加盐调味，饮汤食猪心。此方可益气补血，养心安神。

百合鸡蛋汤

百合 60 克，鸡蛋 2 个。百合加水 3 碗煎至 2 碗；鸡蛋去蛋清，把蛋黄搅散，倒进百合汤内搅匀，煮沸，再加适量的白糖或者冰糖调味，分两次食用，1 天内食完。此方能滋阴养血、清心安神。

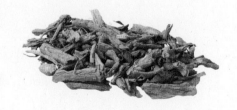

百合养神方清心宁神

前段时间，臧医生接待了一位病人赵娴。赵娴和老公因为工作原因，常年两地分居，倒也相安无事。这两年老公工作调动，回到了赵娴和孩子身边，谁知道两个人反而不适应了，经常吵架，赵娴每天烦得很。

最近赵娴常常吃不下饭，白天觉得很疲倦，晚上却想七想八，怎么也睡不着，好不容易睡着了也是做梦。

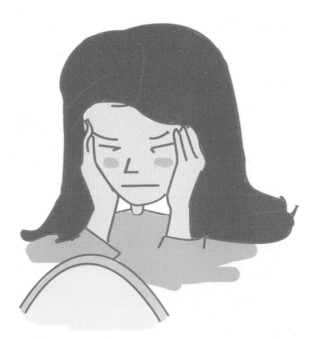

上班时也恍恍惚惚的，头晕耳鸣，注意力不集中，电话响了半天都听不到，被领导看见还批评了几句。

臧医生给赵娴看了脉象和舌苔，赵娴舌质红，脉弦细而数，是阴虚火旺导致神经衰弱。神经衰弱多因长期受精神创伤或突然受到某种精神刺激而造成神经官能性疾病。由于情志内伤，往往导致脏腑气血阴阳失调，从而出现一系列临床症状。赵娴正是脏阴不足，营血黯耗，阴亏则虚阳上越，心神失养以及阴虚生热，扰动心神。

臧医生给她推荐了安心养神的小偏方，就是百合养神方：百合24克，青龙齿9克，生龙骨11克，琥珀粉3克（分冲），炙甘草6克，淮小麦15克，红枣5个。以水煎服，每日1剂，早晚各1次。7天为1个疗程。

中医认为，百合养阴润肺、清心安神，主阴虚久嗽，或情志不遂所致的虚烦惊悸、失眠多梦、精神恍惚等；淮小麦用于神志不宁，失眠等症，善于养心以宁神志，对于神志失常以及夜寐不安等心神不宁之症很有效，配合炙甘草、红枣等药同用，有养心安神作用。

1个月后，赵娴给臧医生打来了电话说："臧医生，谢谢你，我现在身体好多了，晚上睡得很安稳，精神也好了，和老公也不怎么吵了，心情舒畅了很多。真是太感谢您了。"

神经衰弱发病原因多由七情内伤，尤其是长期精神抑郁、思虑过度、精神紧张等引起，不可能一下子就完全恢复。所以，患者和家属都应该有一定耐心，循序渐进，逐步走出精神衰弱的阴影。除了药物治疗外，还应注意调节情志，解除思想顾虑，避免各种刺激，做到劳逸结合；晚上睡觉前，必须保持心情平静，不宜大量饮水，不喝浓茶、咖啡等；适当多吃百合、莲子、桂圆、红枣等具有养心安神作用的食品；日常以清淡且易消化的食物为主，忌食辛辣、油腻食品。

睡眠是大脑神经细胞由兴奋转为抑制的保护性反应，而神经衰弱、大量脑力劳动致使脑神经兴奋过度等都会导致多梦。如果睡前过于兴奋，势必影响抑制过程，表现为入睡困难或者睡后多梦，使大脑得不到充分休息。因此，睡前半小时不能剧烈活动，不宜大声嬉闹，看电视或电影不要太晚。学生临睡前不宜看书用脑，要尽量避免思考难题，不要听惊险的故事，不要牵挂别的事情或想入非非，以免使大脑皮层呈持续兴奋状态。此外，应消除不利于入睡的环境因素，如喧闹、灯光、噪声或振动等。

最灵老偏方：百合养神方

- 准备百合24克，青龙齿9克，生龙骨11克，琥珀粉3克（分冲），炙甘草6克，淮小麦15克，红枣5个。以水煎服，每日1剂，早晚各1次，7天为1个疗程。此方有养心安神作用。

更多调理方

核桃粥

粳米、核桃仁各 50 克。将粳米加水 800 毫升，煮成稀粥后，加入去皮捣烂的核桃仁，再用小火煮数滚，见粥稠表面有油为度。温热服食，早晚各 1 次，连服数天。此方适用于肾阳不足所致神经衰弱。

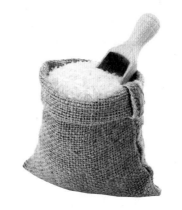

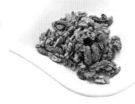

五味怀山药安神糕

五味子 5 克，炒酸枣仁 5 克，怀山药 500 克，蜜枣 50 克，桂花蜜适量。将怀山药洗净，去皮，切片备用。将炒枣仁和五味子放入冷水中，大火煮开，加入怀山药片，盖上锅盖，中火再煮 15 分钟，捞出怀山药。将刚煮好的怀山药沿碗壁放入碗中，在怀山药表面摆上一圈蜜枣，一层怀山药摆一圈蜜枣，码放整齐。将刚煮过的药材捞出，填入碗中怀山药的空隙之内，用勺背压实。每次食用时，淋上一些桂花蜜。此方有健脾安神的功效。

芹菜枣仁汤

鲜芹菜 90 克，酸枣仁 8 克。将芹菜洗净切段，酸枣仁洗净，加适量水共煮为汤，弃芹菜和酸枣仁渣饮汤。此为一日量，分中午饭后和晚上临睡前两次分服。这款药膳有平肝清热、养心安神的功效，适用于虚烦不眠、神经衰弱引起的失眠健忘、血压高时头晕目眩等症。

百合枣龟汤

龟肉 50 克，百合 15 克，红枣 10 个，盐适量。龟肉洗净切块，红枣洗净，掰成两半，去核。龟肉、红枣、百合一同下入锅中，加入适量清水，待沸腾后转小火煮至龟肉熟烂，加入盐调味即可，饮汤食肉。此为一日量，分 2 次食用。这款药膳有滋阴养血、补心益肾的功效，适用于心肾阴虚所致失眠、心烦、心悸等症。

人参猪腰汤安抚情绪

张芳做了 40 几年温柔贤惠的女人，在 49 岁这一年全部崩盘。不知道从哪一天开始，她变得闷闷不乐、长吁短叹、喜怒无常，一不顺她的意就大发雷霆，哭哭笑笑，摔碗砸碟，原本温馨的家庭氛围现在变得无比压抑，老公和儿子战战兢兢，如履薄冰。儿子更是害怕招惹她，索性搬出去住了。

其实，张芳自己也不想这样，可就是控制不住自己的脾气。早上急着上班，老公在厕所老不出来，张芳忍不住就怒火攻心，劈头骂了他一顿；正上着班想起儿子好久没回家了，自己辛辛苦苦拉扯他这么大，现在翅膀硬了，就不管老妈了，越想越伤心，就呜呜咽咽地哭了起来；回家饭菜太咸，张芳觉得这是老公对她不满，故意把盐放多了报复她，絮絮叨叨地发了半天脾气，一边又想起年轻时约会被老公放了好几次鸽子，悲上心头，声音越来越大，又吵了一架。

张芳被老公带进臧医生诊室的时候，精神萎靡，臧医生看她舌质淡红，苔薄白，脉沉弦，明显是由于肝失疏泄，气郁化火，扰乱神明，而导致情志抑郁、异常。中医认为，女性七七天癸将竭，肾气衰竭，冲任功能衰落紊乱，阴阳失衡，机体衰弱，脏腑失于濡养，就会出现绝经前后诸证。

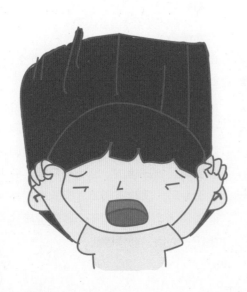

问了一些常规问题后，臧医生给张芳推荐了一个老偏方：人参猪腰汤。将猪腰切细与人参、当归同煎，文火炖至猪腰熟烂即可。吃猪腰，以汤汁送下。

传统医学认为，人参味甘微寒，主补五脏，安精神、定魂魄、止惊悸、除邪气、明目、开心益智，适用于调整血压、恢复心脏功能、神经衰弱及身体虚弱等症；猪腰子具有补肾气、通膀胱、消积滞、止消渴之功效，可用于治疗肾虚腰痛、水肿、耳聋等症；当归具有补血和血、调经止痛、润燥滑肠、抗癌、抗老防老、提高免疫之功效。此方对更年期综合征心脾两虚、气血不足、心悸怔忡者非常有效。

张芳回家服用此偏方一段时间后，心情、身体明显好转，没有像之前那么易怒不安了，心情平和了很多。老公也处处顺着她，并且劝儿子搬回来住，一家人互相理解，生活渐渐恢复了以前的平静。

更年期是女性生殖功能由旺盛到衰退的一个过渡阶段，更年期综合征虽然是由于生理变化所致，但发病率高低和个人经历及心理负担有直接关系。因此，更年期妇女的心理调适十分重要。这个时候的女性遇到问题不要急躁，要学会做自我调理，放松心情，减轻压力；多参加体育运动和一些有益的社会活动，拓展社交面；避免过度疲劳，做到劳逸结合，饮食以清淡且有营养为宜，增加水果及蔬菜食谱，平时多服含钙的食物。另外，更年期综合征患者情绪变化较大，尤其是容易急躁发怒或抑郁猜疑，伴侣、家人要多些关爱，给予精神安慰和思想开导等，多分担一些责任。

最灵老偏方：人参猪腰汤

- 人参25克，当归20克，猪腰子2具，生姜、葱、盐、味精各适量。将人参洗净，切片，当归洗净，切1厘米小段，猪腰洗净切小颗粒，放入砂锅内，锅内加入生姜、葱、盐，水适量。将砂锅置武火上烧沸，移文火上炖1小时即成。每日1剂，连服7天。此方对更年期易怒不安者有功效。

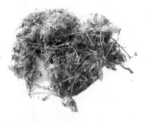 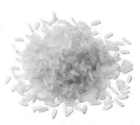 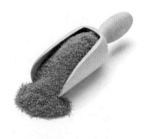

更多调理方

合欢花粥

合欢花（干品）30 克，粳米 50 克，红糖适量。将合欢花、粳米、红糖同放入锅中，加水 500 毫升，用文火煮至粥熟即可。每晚睡前 1 小时空腹温热食用。本方能安神解郁、活血悦颜、利水消肿，适用于更年期易怒忧郁、虚烦不安、健忘失眠等症。

红枣银耳羹

红枣60克，银耳20克，白糖适量。将红枣洗净，去核；银耳用温水泡发，去杂质后洗净，撕成小片，备用。砂锅内加水适量，放入红枣，大火烧沸，改用小火煮10分钟，加入银耳片，再煮3分钟，调入白糖即成。每日1剂。本方能滋阴润燥、宁心安神，适用于更年期综合征。

百合枣仁汤

鲜百合 50 克，酸枣仁 15 克。将酸枣仁洗净，放入锅中，加水适量，以大火煮沸，转小火水煎，去渣取汁；将鲜百合洗净，放入药汁中同煎 15 分钟即可饮用。每天 1 剂，食百合饮汤。此方适用于肝气郁结型更年期心烦、失眠等症。

胡桃莲子猪骨粥

猪骨 200 克，胡桃肉 50 克，莲子 50 克，大米 100 克。将胡桃肉、莲子、大米洗净，猪骨洗净斩小块。把胡桃肉、猪骨、莲子一起入锅，加水用武火煮开，改用文火煮 30 分钟，再加大米煮至粥熟，调味温热服用。此方适用于更年期综合征脾肾两虚所致的头昏耳鸣、易惊易怒等症。

生地黄精粥

生地、制黄精、粳米各 30 克。先将生地、制黄精分别用清水冲洗一下，一起放入锅中，加水适量，小火煎，去渣取汁，用药汁与粳米一起熬煮成粥食用，每日 1 次。此方适用于更年期综合征，症见头昏、心烦易怒、手足心热等症。

枸杞红枣汤助你滋阴养心

更年期又称"围绝经期"，是指女性绝经前后的一段时间。此时卵巢功能开始逐渐衰退，垂体功能亢进，分泌过多的促性腺激素，引起自主神经功能紊乱，从而出现一系列程度不同的症状，如月经变化、面色潮红、心悸、失眠、乏力、抑郁、多虑、情绪不稳定、容易激动和注意力难于集中等。

阿凤年轻时就是个淑女，很注重自己的形象，如今快 50 岁的人了，看起来也只有 40 上下，让同龄的姐妹们羡慕不已。但是最近，阿凤突然没有了往日的端庄淡定，常常坐立不安，丢三落四，有人在背后叫她一声，能把她吓一跳。还老是呼吸急促、口干出汗，总觉得什么都不放心，没有安全感。老公看她样子反常，忍不住问她："丢魂了吗？紧张个什么劲儿？是不是更年期到了？"阿凤立马烦躁起来，连饭都不做了。

当阿凤被老公拉到臧医生这里时，还是一脸的不高兴。臧医生诊断阿凤为阴虚肝旺，是更年期综合征的表现。臧医生笑着对阿凤说："你不必太紧张，更年期是每个女人都必须经历的。根据你的这些症状，治疗还是以养心安神为主，其他药就不用多吃了。平时多煮点枸杞红枣汤吃，对你很有帮助。"枸杞红枣汤做起来很简单：枸杞、桑葚子、红枣各等份，水煎服，早晚各1次。或用怀山药30克、瘦肉100克炖汤喝，每日1次。

中医认为，红枣能补中益气、养血生津，常食红枣可治疗身体虚弱、神经衰弱、脾胃不和、消化不良、劳伤咳嗽、贫血消瘦，养肝防癌功能尤为突出，有"日食三颗枣，百岁不显老"之说；枸杞养肝益肾；桑葚子为滋补强壮、养心益智的佳果，具有补血活血、滋阴补阳、生津止渴、润肠燥等功效，主治阴血不足而致的头晕目眩、耳鸣心悸、烦躁失眠、腰膝酸软、须发早白、消渴口干、大便干结等症。枸杞红枣汤是很适合更年期妇女服用的一款滋养汤。

两个月后，阿凤来到臧医生的诊室，笑容满面，气色很好，说她一直

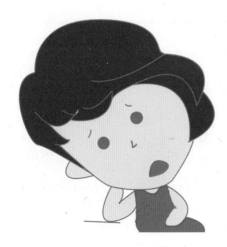

喝枸杞红枣汤，有意识地保持心情轻松，老公也经常安慰开导她，现在精神变好了，那些紧张不安感都消失了，连皮肤也光滑了很多。

中医把女性更年期归属于"脏躁"范畴，治疗以补脾肾、调冲任为主，兼以疏肝理气调情志，节嗜欲，适劳逸，慎起居，以配合治疗。女人要懂得呵护自己，调节心情，减缓压力，保持精神愉快。可以学着调节情绪和自我控制，如心理松弛、转移注意力、排除杂念等；学会正确处理各种应急事件的方法，增强心理防御能力；培养广泛的兴趣和爱好，使心情豁达开朗；保证充足的睡眠；多做有氧运动，可以慢跑等。

女性更年期多属肝肾阴虚，内火偏旺，饮食宜忌辛辣刺激性食物，可以均衡地摄取各种营养素及含天然植物性雌激素的豆类蛋白，减少动物性脂肪的摄入，多吃蔬菜水果及补充适量的维生素等。

最灵老偏方：枸杞红枣汤

● 枸杞 10 克，桑葚子 10 克，红枣 10 个，冰糖 1 匙。水煎服，早晚各 1 次，连服 7 天即见效。此方补中益气，滋阴补阳，适用于更年期女性耳鸣心悸、烦躁失眠等症。

更多调理方

桂圆酒

桂圆肉 100 克，酒精度 60%vol. 白酒 400 毫升。将桂圆肉放在细口瓶内，加入白酒，密封瓶口，每日振摇一次，半月后可饮用。每日 2 次，每次 10 ~ 20 毫升。此方适用于虚劳衰弱、失眠、焦虑、惊悸等症。

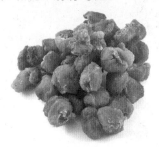

山楂酒

山楂、白酒各适量。将鲜山楂洗净，去核，捣碎，存放于大口瓶内，加白酒，封严。以后时常摇晃使其均匀，经 1 ~ 2 月即发酵成山楂酒，再用纱布挤压，过滤即成。每天服 1 小杯。此方对缓解焦虑、恢复体力有良好功效，容易精神焦虑者可坚持饮用。

银莲汤

水发银耳 100 克，莲子 15 克，冰糖适量。用温水浸泡莲子至发软；洗净银耳，将其择成小朵，放入砂锅加水煮 20 ~ 35 分钟，酌加冰糖（糖尿病患者可不加）调味即可。每日 1 剂，分 2 次食用。本方具有安神宁心、滋阴除烦的功效，对坐卧不宁、激动哭泣、口干、胸闷、心悸、失眠、出汗、双手震颤、便秘等症状有效。

金橘柠檬汁

柠檬 1 个，金橘 5 个，蜂蜜少许。柠檬洗净切片，榨出汁，去渣；金橘去核，洗净，放进榨汁器中，加上柠檬汁和蜂蜜，榨成汁，倒进杯中，搅拌均匀即可。每日 2 次。此方对焦虑症患者有除烦解忧的作用，令人心旷神怡。

甘麦饮

小麦 30 克，红枣 10 个，甘草 10 克。水煎。每日早晚各服 1 次。此方适用于绝经前后伴有潮热出汗、烦躁心悸、忧郁易怒、面色无华者。

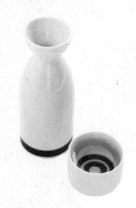

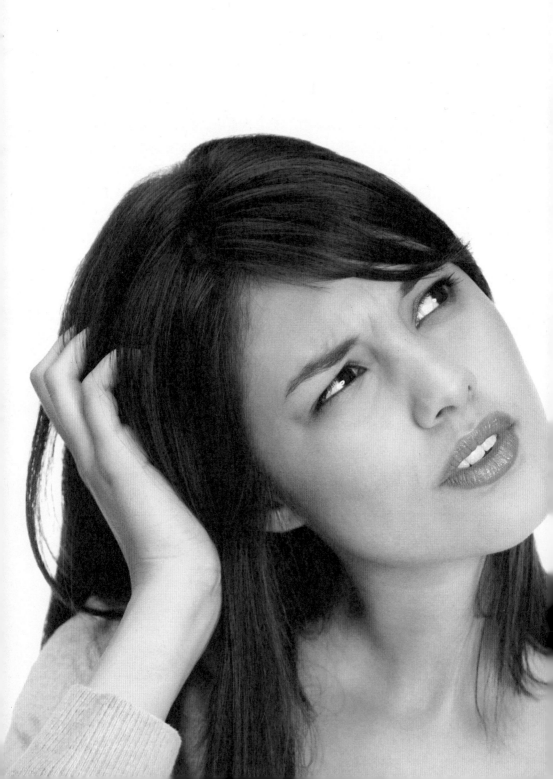

第七章
祛除常见病痛小偏方

本章介绍了15种女性常见的生活杂病，每种病症都推荐了多个小偏方，女性朋友可根据自己的症状选择使用。

睡眠不佳：指入睡困难，睡眠时间不足，容易惊醒，常有恶梦等。

易疲劳：容易产生疲劳感、记忆力不集中、工作效率低等全身不适症。

免疫力低下：人体防御机制不能正常发挥保护作用，容易生病。

湿疹：由多种内、外因素引起的一种表皮及真皮浅层的皮肤炎症性反应，具有多形性、对称性、瘙痒性等特点。

贫血：贫血是指人体外周血红细胞容量减少，低于正常范围下限的一种常见的临床症状。

头晕：感到外周环境或自身在旋转、移动或摇晃，伴有头重脚轻、脑内摇晃、眼花等感觉。

偏头痛：常见的原发性头痛类型，以发作性中重度、搏动样头痛为主要表现，多为偏侧。

口腔溃疡：俗称"口疮"，发生于口腔黏膜的溃疡性损伤病症，疼痛剧烈，局部灼痛明显。

颈椎病：表现为颈背疼痛、上肢无力、手指发麻、行走困难、头晕恶心等。

腹泻腹痛：指排便次数明显超过平日习惯的频率，粪质稀薄，水分增加。

消化不良：具有上腹痛、上腹胀、早饱、食欲不振、恶心、呕吐等不适症状。

便秘：便秘主要是指排便次数减少、粪便量减少、粪便干结、排便费力等。

痔疮：是一种位于肛门部位的常见疾病，主要表现为便血、坠胀感、疼痛等。

脚气：俗名"香港脚"，系真菌感染引起，可出现糜烂、渗液、脓疱等。

手脚冰凉：天气一冷，就感觉全身发冷，手脚尤其冰凉。中医称为"阳虚"，也俗称"寒底"。

远志枣仁粥助你好睡眠

小蝶以前是个无忧无虑的姑娘，自从半年前经历一场失败的恋情后，就变得郁郁寡欢，觉得生活失去了重心，无所适从。她不想身边的人担心，白天强颜欢笑，装得跟没事人一样，可是到了晚上，却翻来覆去地睡不着觉，好不容易睡着了也很容易惊醒，醒了之后就再也睡不着了。

据小蝶描述，她有时候似睡非睡，一夜都在做梦；有时候能睡2~3个小时，早上起来头晕眼疼；有的时候甚至彻夜不眠，只能睁着眼睛听着窗外从静悄悄变得人声鼎沸。实在熬不住了，就吃片安定，又怕形成依赖，不敢经常吃。

臧医生看小蝶肢倦神疲、面色少华，舌淡苔薄，脉细弱，属于心脾两虚导致的失眠。心脾亏虚，血不养心，神不守舍，故多梦易醒；气血亏虚，不能上奉于脑，清阳不升，故头晕目眩。

臧医生告诉小蝶，要保持乐观、知足常乐的心态，对个人得失有正确的认识，避免因挫折致心理失衡。睡前可以用温水泡脚，促进心肾相交，有助睡眠。在平时的饮食中，可适当地加入一些养心安神的食物，这样可让睡眠状况慢慢地好起来。

臧医生给她介绍了一个有助睡眠的调理方——远志枣仁粥：取远志15克，炒枣仁10克，粳米75克。粳米淘洗干净，与洗净的远志、炒枣仁一同放入砂锅中，加适量清水，大火烧开后改用小火煮成粥，可作夜餐食用。

中医认为，远志味苦、辛，性温，性善宣泄通达，既能开心气而宁心安神，又能通肾气而强志不忘，为交通心肾、安定神志、益智强识之佳品。远志与酸枣仁一起熬制的药粥有宁心安神、健脑益智之功效，可防治气血两虚引起的惊悸、失眠、健忘等症。

传统医学认为，失眠的原因为情志所伤、劳逸失度、久病体虚、五志过极、饮食不节等，引起阴阳失交，阳不入阴而形成失眠。现代社会生活工作压力大，很容易造成晚上失眠多梦，白天精神不振。生活中许多不良习惯也会影响我们的睡眠，如睡前过于兴奋、环境喧闹、灯光等，或者睡前吃得太饱、太油腻，都会妨碍睡眠，导致睡后多梦。此外，浓茶、咖啡等饮料具有兴奋性和刺激性，也会导致失眠。

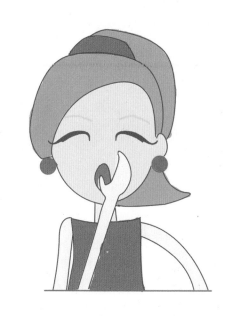

因此，平时生活中，要养成规律的生活作息习惯，保持正常的生活节奏；创造有利于入睡的条件反射机制，如睡前半小时洗热水澡、泡脚、喝杯牛奶等；白天适度的体育锻炼，有助晚上入睡；保持卧室清洁、安静、远离噪音、避开光线刺激等；避免睡前喝茶、饮酒等。另外，失眠与精神因素关系极大，故应消除思想顾虑，重视心理调节，自我暗示，可做一些放松的运动，也可反复计数等，有时稍一放松，反而能加快入睡。

最灵老偏方：远志枣仁粥

● 远志 15 克，炒枣仁 10 克，粳米 75 克。粳米淘洗干净，与洗净的远志、炒枣仁一同放入砂锅中，加适量清水，大火烧开后改用小火煮成粥，可作夜餐食用。服用 7~10 天即可见效。此方有宁心安神、健脑益智之功效，可防治气血两虚引起的惊悸失眠、健忘等症。

更多调理方

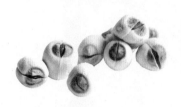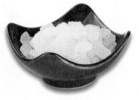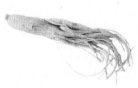

参须莲子汤

人参须15克，新鲜莲子20克，冰糖1匙。将人参须洗净，莲子剥去外壳，然后将人参须、莲子放入小锅中，加适量清水先用大火烧开，然后改用小火继续煮20分钟，最后加入冰糖继续煮至融化即可。此方去心火，能够养心神、益肾气、健脾胃、增智力、解疲劳、强心安神、缓解失眠多梦。

百合粥

干百合30克(新鲜百合60克)，粳米60克，红枣10个，冰糖适量。鲜百合洗净、去皮，或是将干百合磨成粉；红枣洗净，掰成两半，去除内核；粳米洗净备用。文火煮粥，早晚服用。此方能起到养心安神、润肺止咳的功效，适合失眠、更年期、热病后、肺燥干咳等症。

怀山药蛋黄粥

怀山药30克，鸡蛋黄1只，粳米40克，盐适量。将怀山药洗净去皮，切碎；粳米洗净，浸泡半小时。将怀山药和粳米下入锅中，加适量清水煮成稀粥，后将蛋黄放入，快速搅匀即可，加盐调味。此方可养心安神，补脾养阴，适合心烦失眠、手足心热、心悸不宁、慢性腹泻、脱肛等症。

牛奶红枣粥

纯牛奶500毫升，红枣4~6个，大米100克，白砂糖适量。先将大米与红枣洗净，红枣切成小块。把大米和红枣放入锅中，加清水用大火烧开，调成小火煮成粥；加入纯牛奶，再烧开即可食，可加入适量白砂糖。此方能帮助睡眠，适合高压力人群。

绞股蓝红枣汤

绞股蓝15克，红枣8个。分别洗净，加适量水同入砂锅中，用小火煮20分钟即可。每日1剂，吃枣喝汤。此汤有健脑消脂、镇静安神的作用，可防治神疲乏力、纳呆、便秘、失眠健忘等症。

山楂粳米粥助消食

林琳是个刚开始实习的职场菜鸟，性格内向，刚入职场更是处处小心，步步谨慎，工作认真，见人就笑，一心要把所有事都做完美，生怕别人挑出差错。

但是最近几天，不知道是压力过大还是吃坏了东西，林琳老是肚子胀胀的，有点恶心想吐。明明忙了一天，就是吃不下东西，没胃口。最让她无法忍受的是打嗝，不仅声音控制不了，味道更是酸酸的，很恶心。有一次部门开会，领导正在讲话，林琳突然"呃"的一声，把领导吓一跳，所有人都看着她，林琳难堪得想死的心都有了。

林琳下班就跑去买了消食片吃了，也没有好转，害得她上班也不敢跟别人太靠近，生怕会忍不住打嗝。身体也很疲倦，做什么事儿都无精打采的。林琳觉得自己就要失去这个工作了。

林琳来到臧医生的诊室的时候，唉声叹气，有气无力。臧医生看她舌淡，苔薄白，脉沉细，属于脾胃虚弱、中气亏虚、气机升降失常导致的消化不良，中医又叫"胃脘痛""痞满"，是一种常见的消化系统症状群。中医认为，消化不良病位在胃，涉及肝、脾二脏。脾虚木乘，肝气横逆，肝失疏泄，胃失和降，故脾胃虚弱为本，气滞食积、湿痰、血瘀等邪实为标，往往本虚标实，虚实夹杂。

臧医生给她介绍了一个简单实用的调理方：山楂粳米粥。将山楂和粳米煮粥，加入两三片薄姜，加糖即可食用。山楂味微酸涩，是健脾开胃、消食化滞、活血化痰的良药，对胸膈脾满、疝气、血瘀、闭经等症有很好的疗效；粳米味甘淡，性平和，是滋补之物，具有养阴生津、除烦止渴、健脾胃、补中气、固肠止泻的功效。山楂粳米同食可健脾理气、温运中焦、和中消痞，对消化不良有良效。

林琳回去煮山楂粳米粥吃了几次，感觉好多了，吃东西也顺畅了，肚子也不胀了，也不恶心了。身体好了，精神也好，工作的状态又恢复了。

在生活中，胃病、生活压力、情绪紧张、缺乏消化酶等均可能引起消化问题。一些不良的饮食习惯，比如边吃边说话、吃东西太快，或者食物太油腻、吃得太多，也很容易造成消化不良。因此，在吃东西的时候要有节制，不能好吃的就多吃，不好吃的就不吃;保持饮食均衡并富含纤维素，例如新鲜水果、蔬菜及全麦等谷类都很重要。

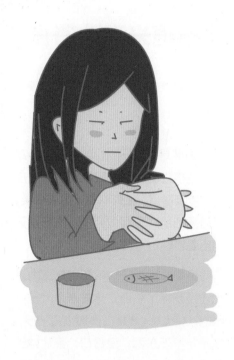

另外，要避开饮食中容易消化不良的食物，减少盐的摄取量，可以多喝米汤及大麦清粥，对胀气、排气及胃灼热等症状有效；减轻精神压力，增加适当体育锻炼，建立良好的生活习惯，避免烟、酒及服用非甾体类抗炎药。此外要注意，暂时性的消化不良，一次两次可以不必大惊小怪，但如果是长时间的反胃，频繁地出现问题，则应专门检查下消化系统，针对问题尽早治疗。

最灵老偏方：山楂粳米粥

- 山楂 20 克，粳米 100 克，白糖 10 克。先将山楂放入砂锅煎煮，取浓汁去渣，然后加入粳米、白糖、水适量，煮粥至熟即可。不宜空腹食，7 天为 1 个疗程。此方具有健脾胃、消食积、散瘀血的功效。

更多调理方

蛋黄油

鸡蛋（最好是红皮鸡蛋）20个。煮熟的鸡蛋留取蛋黄，放入平底锅内压碎，以中火干煎，煎取蛋黄油。然后将蛋黄油倒进瓷碗中，等冷却后，用纱布过滤留下黑色蛋黄油。放在干燥的阴凉处或冰箱里保存。每天5~10毫升，分2次服，4~5天为1疗程。此方善补脾胃，能升清降浊，恢复消化功能，多用于脾胃虚弱所致的消化不良。

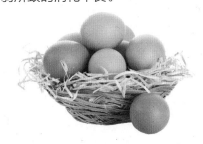

砂仁粥

先用粳米100克煮粥，砂仁5克研末放入粥中，再稍煮即可。此方有健脾胃、助消化等功效，适用于食欲不振、消化不良等症。

党参粥

党参20克，粳米50克。先将粳米炒至黄黑色，再与党参同煮粥，煮好后饮用粥汤。此方有补中气、和脾胃、除烦渴、止泄泻的作用，适用于脾虚泄泻、消化不良、慢性胃炎、胃及十二指肠球部溃疡等症。

佛手柑粥

佛手柑20克，水煎汤去渣；粳米100克，加水适量，煮粥。粥熟后加冰糖并入佛手汤稍煮即可。每日食2次。本方具有清香开胃、理气止痛之效，适用于老年胃弱、消化不良、嗳气、胃痛者。

鸡内金汤

鸡内金100克，米汤适量。将鸡内金洗净晒干，研成细粉末过筛，然后放入锅中炒焦备用。每次取3克，用米汤冲服，每天2次。此方可以促进胃液分泌，提高胃酸度及消化力，使胃运动功能明显增强，胃排空加快，对消化不良、食积等症效果明显。

佛手姜汤

佛手10克，姜6克，白糖适量。将生姜洗净去皮，切成薄片；佛手洗净，切小块。先将姜、佛手放入砂锅中，加适量清水煎煮，去渣后加入白糖即可。代茶频饮。此方能理气宽胸、和胃止呕，适用于肝胃不和所致的胸脘堵闷、呕逆时作、纳食不香等症。

贫血首选菠菜猪肝汤

贫血是指人体外周血红细胞容量减少，低于正常范围下限的一种常见的临床症状，青春期男女、妊娠期、哺乳期女性等都是贫血的高发人群。柳冰高三那年，为了备战高考特别辛苦，为了不耽误复习时间，吃、住都在学校。不知道是不是太过劳累，柳冰脸色一直不太好，越来越苍白，总感觉浑身无力，精神头很差。有时候还会头晕耳鸣，课文背了很多遍都记不住；上个体育课就心慌气短，注意力不集中，完全没有心思学习了。周末的时候，柳冰的妈妈带着她去医院检查，诊断为贫血。因为怕吃西药有不良反应，耽误学习，柳冰的妈妈到臧医生这里，想用中药调理一下。

臧医生看柳冰舌质淡，苔薄腻，脉沉细，属于脾虚型贫血。饮食劳倦，损伤脾胃，脾虚不运，气血生化不足，血不上荣于面，四肢肌肉无所禀受，故面色萎黄、神疲乏力。

臧医生建议柳冰采取食疗的方法进行先期的调养，多喝菠菜猪肝汤，能补血养血，还可清肝明目。操作起来也很简便：取新鲜连根菠菜200~300克，猪肝150克。将菠菜洗净，切段，猪肝切片；锅内水烧开后，加入生姜丝和少量盐，再放入猪肝和菠

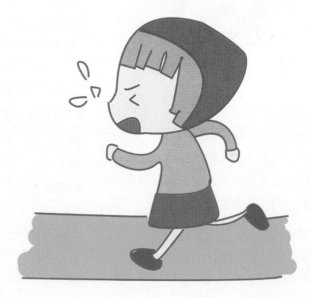

菜，水沸后肝熟，饮汤食肝及菜。

菠菜补血之理与其所含丰富的类胡萝卜素、抗坏血酸有关，两者对身体健康和补血都有重要作用；猪肝味甘、苦，性温，有补肝、明目、养血的功效，适宜气血虚弱、面色萎黄缺铁性贫血者。菠菜猪肝汤汲取菠菜及猪肝的精华，汤不腻易入口，既能补血又能养颜。

中医认为，贫血的形成多由长期慢性肠胃疾患或长期失血、妊娠失养，加之饮食失调、护理不当等所致。女人以养血为本，以滋阴养血为主。平时要注意加强饮食调理，保持脾胃的健康和旺盛的食欲，既要饮食有节，又要重视脾胃疾病的治疗，阿胶、当归、红枣、枸杞、桂圆肉、首乌等都是很好的补血养颜的食材；学会科学生活方式，保证有充足睡眠及充沛的精力和体力，并做到起居有时、娱乐有度、劳逸结合，不熬夜，不偏食，戒烟限酒，不在月经期或产褥期等特殊生理阶段同房等。

另外，要经常参加体育锻炼，平时可练习瑜伽、太极拳、保健气功等舒缓运动；日常生活中保持乐观积极，不仅可以增进机体的免疫力，而且有利于身心健康，同时还能促进体内骨骼里的骨髓造血功能旺盛起来，使得皮肤红润、面有光泽、气血充盈。

过了一段时间，柳冰的妈妈找到臧医生，一个劲儿地跟他说谢谢，说现在柳冰的身体好多了，脸色也红润了，也不头晕眼花了，学习效率也提高了。

最灵老偏方：菠菜猪肝汤

● 新鲜连根菠菜200~300克，猪肝150克。将菠菜洗净，切段，猪肝切片；锅内水烧开后，加入生姜丝和少量盐，再放入猪肝和菠菜，水沸后肝熟，饮汤食肝及菜。每日1次，7天为1个疗程。此方既能补血又能养颜。

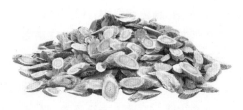

胶芪枣汤

阿胶 9 克，黄芪 18 克，红枣 10 个。先水煎黄芪、红枣，水沸 1 小时后取汤，将阿胶纳入汤药中溶化，服用。每日 1 剂。此方补气生血，适用于贫血的补养和治疗。

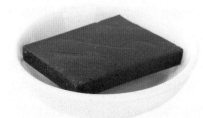

蜜汁花生枣

红枣 100 克，花生仁 100 克。温水泡后放砂锅中加水适量，小火煮到熟软，再加蜂蜜 200 克，至汁液黏稠停火；也可用高压锅煮 30 分钟左右，蜂蜜可待花生仁、红枣熟后入砂锅。此方补气补血，有滋润功效。

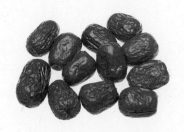

乌鸡蜜膏

乌鸡 1 只（约 800 克），蜂蜜 300 克，黄酒适量。乌鸡洗净后入砂锅，加水及黄酒，用大火煮沸，撇去浮沫，改用小火炖烂，过滤取汁，撇去汁的表面浮油，加热浓缩至稍呈黏稠状。加入蜂蜜，边煮边搅拌至黏稠，熄火放凉，装瓷瓶中，密封备用。每次 1 匙，以温水冲化，空腹服用，每日 2 次。此方具有养血滋阴、温中调经的功效。

三红补血益颜粥

红枣 12 个，枸杞 30 克，血糯米 50 克，红糖 30 克。洗净红枣、枸杞、血糯米，置于铁锅中加清水，先用旺火煮沸，改用文火煮粥，粥熟时加入红糖，调匀。每日 1 剂，早、晚分服。此方有养肝益血、补肾固精、丰肌泽肤的功效，适用于营养不良、面色苍白、皮肤较干燥及身体瘦弱者。

十全大补汤养神补气

　　免疫力是人体自身的防御机制，免疫力低下最直接的表现就是容易生病。臧医生接诊的病例中就有这么一例。菲菲长得文文弱弱的，看起来风一吹就会倒。她自己也说由于是早产的孩子，先天体质较差，经常生病。只要天气有点儿降温、刮风什么的，菲菲准生病。也不是什么大病，就是感冒发烧之类的，而且每次感冒也不像别人那样好得快，往往要拖上几个星期，同时还往往会伴有扁桃体发炎、哮喘等症状。

　　因为经常生病，加重了她身体机能的消耗，所以菲菲常常看起来精神萎靡、疲乏无力、脸色苍白。她来看过几次感冒后，臧医生就发现了这个问题，这应该是因为她的免疫力低下而引发的症状。

　　免疫力是人体识别和消灭外来侵入的任何异物（病毒、细菌等），处理衰老、损伤、死亡、变性的自身细胞以及识别和处理体内突变细胞和病毒感染细胞的能力。简单一些说，免

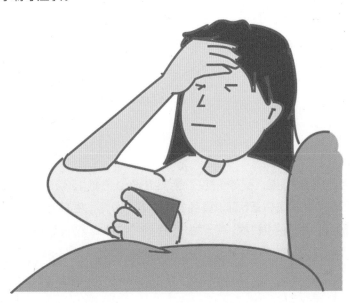

疫力是人体识别和排除"异己"的生理反应。免疫力低下，极易招致细菌、病毒、真菌等感染。在中医看来，免疫力低下就是一种"虚"的表现。

根据菲菲的情况，臧医生给她推荐了一个小偏方——十全大补汤：人参10克，白术15克，茯苓12克，当归10克，熟地12克，川芎10克，炒白芍10克，炙甘草5克，黄芪15克，肉桂9克，生姜3片，红枣5个。水煎服。这几味中药都有温补功效，饮用此汤大补元气、补脾益肺、生津止渴、安神益智，可温补气血，主治诸虚不足、五劳七伤、不进饮食、久病虚损、时发潮热、气攻骨脊、拘急疼痛、面色萎黄、脚膝无力、一切病后气不如旧、忧愁思虑伤动气血、喘咳中满、脾肾气弱、五心烦闷等。

菲菲按照叮嘱，坚持喝了一段时间十全大补汤，整个人精神多了，脸色红润了不少，不再像往常一副病快快的样子，而且很长时间没再感冒发烧了。

现代生活紧张忙碌，扰乱了身体的生理规律，免疫力就会减弱。因此，平时生活中要养成良好的作息习惯，保证睡眠，睡眠与人体免疫力密切相关。研究表明，睡眠时人体会产生一种称为胞壁酸的睡眠因子，此因子促使白血球增多，巨噬细胞活跃，肝脏解毒功能增强，从而将侵入的细菌和病毒消灭。另外要保持乐观的心态，维持人体最佳的状态；戒烟限酒；积极参加运动，增强抵抗力；适当补充维生素和矿物质等。

在饮食方面，可多食用香菇、平菇、草菇、金针菇等菇类，增强人体免疫力。

最灵老偏方：十全大补汤

- 人参10克，白术15克，茯苓12克，当归10克，熟地12克，川芎10克，炒白芍10克，炙甘草5克，黄芪15克，肉桂9克，生姜3片，红枣5个。水煎服。早晚各服1次，7天为1个疗程。饮用此汤补脾益肺，生津止渴，可温补气血，主治诸虚不足、不进饮食等症。

更多调理方

黑豆核桃冲牛奶

将黑豆 500 克洗净，炒熟后磨成粉备用；核桃仁 500 克，炒微焦去衣，待冷后磨成粉。取以上 2 种食品各 1 匙，冲入煮沸的牛奶，加入少量蜂蜜调匀后即可服用，在早餐后服食。此方营养价值高，可增加补肾效果，能加强调节功能，改善疲劳。

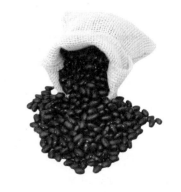

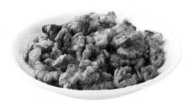

银耳香菇饮

银耳 10 克，干香菇 6 克。先将干香菇煎汁，再将汁以文火熬银耳至黏稠，加冰糖少许。此方能增强免疫力，滋阴润肺、补肾益精。

红枣黑豆饮

红枣 100 克，黑豆 100 克。取红枣、黑豆浓煎，食枣，饮汁。此方补中益气、养血补肾，适用于治疗各种贫血，提高抵抗力。

银耳冰糖粥

银耳 10 克，冰糖 30 克，粳米 100 克。将银耳泡发，粳米洗净，与冰糖一同放入锅内，加清水 2000 毫升，先用旺火煮沸，再用文火煎 60 分钟，以银耳、粳米熟烂为度。此方能增强机体的免疫力，滋阴润肺、养血强身。

黄芪双菇汤

黄芪 10 克，鲜蘑菇 25 克，水发香菇 25 克。将黄芪煎汁约 50 毫升备用；将两种菇切碎，在油锅中略炸一下，加入黄芪汁及鲜汤煮熟，加调料即成。此方能增强免疫力，补气固表，预防感冒。

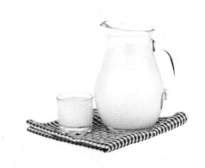

患上湿疹就喝绿豆糊

小悠是大学三年级的学生，暑假的时候和男朋友一起去南方玩，秀丽的风景和美味的食物，让两人玩得不亦乐乎。本来打算玩够 2 个月再回来的，哪知一天早上起床时，小悠发现自己手臂、小腿长了很多红色的小疹子，痒得很。小悠想抓又不敢抓，也懒得出去了，窝在房间里耗了一天，等着疹子自行消退。谁知到了晚上，长疹子的地方更痒了，奇痒无比，觉都睡不着，翻来覆去地只想发火。

第二天早上起来一看，小疹子越来越密集，渐渐连成一片了。小悠无心再玩，和男朋友收拾好行李，急急忙忙地回家了。因为快开学了，也实在忍受不了这难看的疹子和瘙痒，小悠放下行李就来到医院，挂了臧医生的号。

臧医生看小悠的皮损潮红，水疱糜烂有渗出，伴剧烈瘙痒。看小悠苔薄黄腻，脉滑数，为湿热内盛导致的湿疹，中医上也叫"浸淫""淫疮""湿癣"，常因饮食失节、嗜酒或过食辛辣腥发动风之品，伤及脾胃，脾失健运，致使湿热内蕴，又外感风湿热邪，内外两邪相搏，充于腠理，浸淫肌肤发为本病。

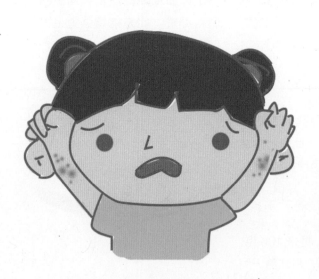

因为是急性湿疹，臧医生给小悠推荐了一个简单的小偏方：绿豆糊。将绿豆研磨成粉，放入锅中炒成

黄色，用香油调匀，取适量敷患处。中医认为，绿豆有清热解毒、消暑、利尿、祛痘的作用，与香油一起炒敷，具有清热祛湿、凉血解毒的功效，适用于湿疹及湿疹有黄水流出者。

没过几天，小悠的皮疹就消退了，瘙痒停止了，湿疹基本痊愈了。臧医生叮嘱她要避免一切可疑的致病因素，如热水洗烫、用力搔抓、过多地使用肥皂、不适当的外用药等；避免过度劳累及精神紧张，避免辛、辣、腥、酸等食物；保持皮肤清洁，避免继发感染。

医学上，湿疹是常见的过敏性炎症性皮肤病，具有多形性、对称分布、剧烈瘙痒、反复发作的特点，易演变成慢性病，可发生于任何年龄、任何部位、任何季节，病因复杂，常为内外因相互作用结果。内因如慢性消化系统疾病、精神紧张、失眠、过度疲劳、情绪变化、内分泌失调、感染、新陈代谢障碍等，外因如生活环境、气候变化、食物等均可导致湿疹的发生。外界刺激如日光、寒冷、干燥、炎热、热水烫洗以及各种动物皮毛、植物、化妆品、肥皂、人造纤维等均可诱发。

平日里对于湿疹的防护，要避免做 4 件事：烫、抓、洗、馋。湿疹怕刺激，即使再痒也不要用热水烫洗，更不能搔抓，否则只会加重病情，可以用冷水敷一下缓解瘙痒；此外，湿疹有渗液的部位尽量少洗，保持干燥，避免接触化学洗涤用品；还要管住嘴，对于引发或加重湿疹的食物不要贪嘴。此外，要调节生活作息，放松心态，保持有规律的饮食起居。

最灵老偏方：绿豆糊

● 绿豆粉 50 克，香油 2 匙。将绿豆粉放入锅中炒成黄色，凉凉，用香油调匀即可。使用时，取适量敷患处，连续用 7 天。绿豆有清热解毒、消暑、利尿、祛痘的作用，与香油一起炒敷，具有清热祛湿的功效，适用于湿疹及湿疹有黄水流出者。

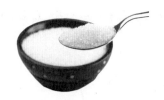

更多调理方

鱼腥草粥

鱼腥草 30 克（鲜者加倍），大米 100 克，白糖适量。将鱼腥草择净，放入锅中，加清水适量，浸泡 5~10 分钟后，水煎取汁，加大米煮粥；或将鲜鱼腥草择洗干净，切碎，待粥熟时调入粥中，纳入白糖，再煮一二沸即成。每日 1 剂，连服 3~5 天。此方可清热解毒、消痈排脓、利尿通淋，适用于湿疹患者。

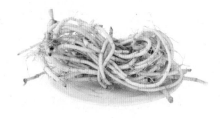

芦荟炒苦瓜

芦荟 350 克，苦瓜 200 克，盐、味精、香油各适量。芦荟去皮，洗净切成条；苦瓜去瓤，洗净切成条，做焯水处理。炒锅加油烧热，放苦瓜条煸炒，再加入芦荟条、盐、味精一起翻炒，炒至断生。此方清热解毒，利湿止痒，适合湿毒内蕴型湿疹患者食用。

鱼腥草外用方

鱼腥草 100 克。先将水烧开，再放入鲜鱼腥草 100 克（干草减半），煎3~5 分钟。冷却后，用纱布蘸药液洗患处，每日 1~2 次，可根据病症连续洗 7~10 天。此方适用于湿疹患者，一般经治疗后，可见局部干燥，渗出液停止或减轻，瘙痒日渐消失。

马齿苋苦参方

马齿苋 30 克，苦参 15 克，地肤子 10 克。将马齿苋、苦参、地肤子用清水洗净，然后焙干，共研细末，以凡士林调匀。使用时，每次取适量，外涂患处，每日 1 次，以 1 周为 1 个疗程。此方可用于治疗湿疹。

樟脑球白酒

白酒 500 毫升，樟脑球 24 粒。放入耐高温的容器内用火加热，至樟脑球全部融化后，用干净的棉花蘸着搽患处。一般擦拭 3~4 次就会痊愈。此方适用于急性湿疹。

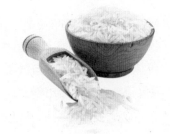

苹果啤酒糊治口腔溃疡

有一年藏医生回老家探亲，一帮小时候的玩伴、同学来看他。大家说说过去、谈谈现在，聊得很开心，只有一个女同学尤利默默不语，偶尔龇牙咧嘴地笑一下。尤利小时候可是个话唠啊，叽里呱啦能说一整天不歇气。师范毕业又做老师，站在讲台上侃侃而谈，完全不是个沉默的人啊。藏医生就问她怎么回事，她吸着气、含糊不清地说："疼啊，嘴疼……"旁边的朋友们哈哈大笑，七嘴八舌地说起尤利的情况来。

原来，尤利这几年频繁地口腔溃疡，轻的时候有一两个白色溃疡点，严重的时候在口腔黏膜、舌头、齿龈等部位都有溃疡点，小的米粒大，大的有蚕豆瓣那么大，灼痛难忍，吃口饭都疼得掉眼泪，一碗饭要含着泪花吃半天；说话更是痛苦，牙齿碰到溃疡疼得直咧嘴，好几次实在上不了课，只能请假。口服药、外用药用了一大堆，但是好了没多久还是会复发。这可把尤利折磨坏了，还暗暗思忖是不是小时候说话太多，现在报应来了。

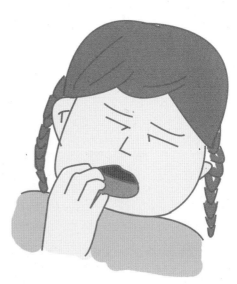

藏医生哭笑不得，口腔溃疡虽然不是什么大病，是人体阴阳失衡的表现，但如果溃疡反反复复，吃不好饭说不成话，还是很影响生活的。藏医生给尤利把了脉，发现她脉细数、弦而无力，舌红苔干，就问她平时会不会疲劳无力、焦虑心烦、容易感冒，尤利瞪着眼睛直点头。

藏医生告诉她，口腔溃疡又叫口疮，一般可自行恢复，严重者则延月逾年，主要是由脏腑积热化火而致，如情绪失调、五志化火或外感风寒、心肾不交、心火上炎、心火炽盛、脾气瘀滞、胃热化火，都是引起口腔溃疡的原因。尤利这种情况属于阴虚内热，虚火上炎，灼伤口咽细络；虚火上干神明，则心烦心悸；内热肾虚火引外热而易感冒。

尤利含含糊糊地说："那怎么办？能彻底治好不？"藏医生给她介绍了一个老偏方：苹果啤酒糊。将苹果削片加水煮沸，同啤酒一起含在口中片刻再食用。中医认为，苹果性平、味甘，具有生津止渴、润肺除烦、健脾益胃、养心益气等功效，苹果中的有机酸和果酸还可以杀死口腔中的细菌，起到保护牙齿的作用；啤

酒含有单宁、维生素、酒花油、苦味素等，具有强心健胃、利尿镇痛等医疗效能。两者相辅养阴清热、泻火除烦，对口腔溃疡有奇效。

果然，过了3天，尤利的口腔溃疡好了大半，笑嘻嘻地来到藏医生家，兴奋地说憋了一肚子话，这下终于能说了。

藏医生提醒她，口腔溃疡很大程度上和个人身体素质有关，因此要尽量避免诱发因素，降低发生率。比如戒烟、酒及忌辛辣刺激饮食；调整生活起居，保证心情舒畅，提高机体抗病力；饮食宜清淡、易消化。

最灵老偏方：苹果啤酒糊

● 准备苹果1个，啤酒1杯。将苹果削成片放到容器内，加入冷水，水须没过苹果，加热至沸，待其稍凉后，同啤酒一起含在口中片刻再食用。服用3~7天，痊愈即可。此方养阴清热，泻火除烦，对口腔溃疡有奇效。

更多调理方

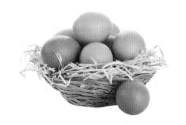

绿豆鸡蛋花

鸡蛋、绿豆适量。将鸡蛋打入碗中拌成糊状，取适量绿豆放在陶罐内用冷水浸泡 10 多分钟，放火上煮沸约 15 分钟，不宜久煮，绿豆未熟时，取绿豆水冲鸡蛋花饮用。每日早晚各 1 次，此方治疗口腔溃疡效果很好。

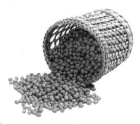

大蒜片

大蒜、B 族维生素片。将大蒜去皮，切成小片含在嘴里，同时含化 1~2 片 B 族维生素片。大蒜开始不要嚼碎，等到没有辣味时再嚼。每天上下午各含 1 次，每次半小时到 1 小时即可。此方可消肿止痛，治疗痈疽肿毒，脘腹冷痛，口腔溃疡效果好。

蜂蜜法

蜂蜜适量。先将口腔洗漱干净，用消毒棉签将蜂蜜涂于溃疡面上，涂搽后暂不要饮食，15 分钟后，可将蜂蜜连口水一起咽下，再继续涂搽，一天可重复数遍。此方可起到消炎、止痛、

促进细胞再生的效用，应对湿热引发的口腔溃疡效果显著。

维生素 C 片

将维生素 C 药片压成面，涂在患处，一两次就有效。也可将维生素 C 研成粉末状，若是小溃疡，取少许敷于患处即可；若溃疡面较大，则先轻轻刮除溃疡面渗出物，然后再敷药粉。每日用药 2~3 次。溃疡小者 1~2 次即愈，溃疡大者用药 2~3 次疼痛可显著减轻，2~3 天溃疡面即可痊愈。

排骨莲藕汤

正排骨，或筒子骨、杂骨若干，孔多皮白的老藕适量。藕入锅前先用淡盐水浸泡 10 分钟，待排骨煮到 5 成熟时，将段状莲藕倒进汤锅，武火煮沸后，改用文火煮，直到莲藕、排骨炖得酥烂，再加入适量的盐和味精，即可食用。每日 1 次，莲藕和排骨同食，连续服用 1 周即可见效。此方能促进口腔黏膜上皮修复，适合老年人服用。

冰糖醋缓解颈椎酸痛

现在许多女性从事文职工作，大部分时间都对着电脑一动不动，因此颈椎酸疼时常发生，这很有可能是颈椎病的前兆，女性朋友们要尽早防治。

臧医生有一个病人叫东晓，是杂志编辑，因为长期饮食不规律得了慢性胃炎，来臧医生这里治过病。好一段时间没见了，忽然有一天，东晓又满面愁容地来了。臧医生惊讶地说："怎么了？胃又痛了吗？"东晓摸着脖子说："不是的，臧医生。上次胃病您给开的药效果很好，我一直没再犯了。这次是脖子、肩膀，又酸又痛，胳膊也有点麻，特别不舒服，您给看看是不是颈椎病啊？"

臧医生说："你们这些做文字工作的，每天对着电脑七八个小时，再加上加班，不疼才怪呢。上班时不要总坐着不动，要多活动活动颈椎。我给你推荐个偏方试试，好了后要做好护理颈椎的工作，预防复发。"

这个偏方就是冰糖醋：食醋 200 毫升，冰糖 500 克。醋和冰糖放入砂锅内加热溶化，每餐饭后饮 1 匙。食醋中含有丰富的有机酸，可以促进人体内糖的代谢，并使肌肉中的疲劳物质乳酸和丙酮等被分解，从而消除疲劳；冰糖能补充体内水分和糖分，具有补充体液、供给能量、补充血糖、强心利尿、解毒等作用。二者合用对颈椎酸痛有疗效。

1 个月过后，东晓给臧医生打来电话，说是用了他的偏方，两周后就觉得颈椎没那么痛了，做起事来也利索了很多，现在基本全好了，特意打电话来谢谢他。

颈椎病是颈椎间盘退行性变，颈椎骨质增生以及颈部损伤等引起脊柱内外平衡失调、刺激或压迫颈部血管、神经、脊髓而产生一系列症状，如颈肩痛、头晕头痛、上肢麻木，严重者有双下肢痉挛，行走困难，以致于四肢瘫痪。中医认为，颈椎病的形成是由于肝肾亏虚，筋骨衰退加之慢性积累性劳损，以致腠理空疏、气血衰少、筋骨失于濡养，风寒湿邪侵入，痹阻经络，气滞血瘀所致。

伴随着生活节奏的加快，颈椎病像瘟疫一样影响着身边的人，其趋势越演越厉害。对于经常有颈椎酸痛的女性朋友来说，应增加工作间休息和活动时间，以增强全身的血液循环，消除局部肌肉疲劳，预防和缓解颈椎的劳损；伏案工作时，一定要注意坐姿，养成良好的坐姿习惯，并适时改变头部竖立形态，这样才能有效避免颈椎病的发病；枕头合适与否对

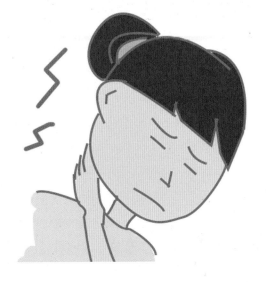

防治颈椎病也很重要，原则上对枕头的要求如下：仰卧者枕高一拳、侧卧者枕高一拳半（约 10 厘米）；枕芯以木棉和荞麦皮为好，适当装填保持一定的硬度和弹性。

对已患有颈椎病的患者，颈椎的再次伤害无疑雪上加霜，因此，在平时的生活中要防止剧烈的活动扭伤或者拉伤颈椎；避免睡觉习惯不良或者枕头原因造成落枕；生活中要注意颈椎保暖，不要让颈椎直接处于电扇、凉水、空调等低温条件下，温差大是导致颈椎病的主要诱因。

最灵老偏方：冰糖醋

- 食醋 200 毫升，冰糖 500 克。醋和冰糖放入砂锅内加热溶化，每餐饭后饮 1 汤匙，坚持 1~2 个月。此方能消除疲劳，补充血糖，对颈椎酸痛有疗效。

更多调理方

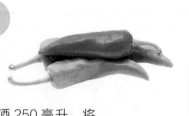

辣椒酒

辣椒 6 克，高度白酒 250 毫升。将辣椒浸泡入白酒中，浸泡 1 周左右后，取适量酒液涂抹患处。此方有活血通脉、助消除疲劳的功能，对颈椎酸痛有很好的疗效。

壮骨汤

猪尾骨 200~300 克，杜仲、枸杞各 12 克，桂圆肉 15 克，牛膝 10 克，怀山药 30 克。原料洗净，猪骨斩碎，共入砂锅内，加水适量，武火煮沸，文火煎 40~60 分钟，加适量花生油、盐、葱、姜等配料，取汤服用。此方补肝肾，强筋骨，适用于肝肾不足型颈椎病患者。

白芍鸡血藤汤

白芍 30 克，木瓜 13 克，鸡血藤 15 克，葛根、甘草各 10 克，白砂糖适量。将白芍、木瓜、鸡血藤、葛根、甘草一同倒入砂锅内，加适量清水浸泡 30 分钟后再用大火煮沸，然后改用小火熬 30 分钟。倒出药汁，再加水重复熬一次，把 2 次所得药液混匀。每日 1 剂，水煎分 2 次服。此方可柔肝舒筋、活血化瘀，适用于颈椎酸疼、项背拘急等不适。

川芎白芷炖鱼头

川芎 10 克，白芷 10 克，鳙鱼头 1 个，姜、葱、盐、料酒、味精各适量。川芎、白芷分别切片，与洗净的鳙鱼头一起放入砂锅内，加姜、葱、料酒、水适量，先用武火烧沸后，改用文火炖熟，最后放入盐、味精调味即可。每日 1 次。此方可祛风散寒、活血通络，适用于气血瘀滞型颈椎病患者。

参芪桂圆粥

党参、黄芪各 20 克，粳米 100 克，桂圆肉 20 克，枸杞 10 克，白砂糖适量。先将党参、黄芪洗净，加适量清水，用大火烧开，然后用小火煮约 15 分钟左右，煎水取汁；粳米洗净，加上桂圆肉和枸杞，倒入党参、黄芪煎取的药汁用文火煮成粥，待粳米煮至黏稠后，加适量白糖调味即可。此方可益气养血，适用于气血亏虚型颈椎病患者。

怀山药薏米芡实粥止泻腹不痛

陈彤是外地人，为了爱情追随男朋友来到另一个城市。不知道是水土不服还是吃坏了东西，这两天陈彤一直拉肚子，每天跑六七趟厕所，脸都黄了，整个人没精打采的。男朋友看着心疼，去楼下的药店买了药吃，但似乎没什么用。

陈彤来到臧医生的诊室的时候，腰都快直不起来了。臧医生赶紧让她坐下，问过病情后，给她把脉，诊断是寒湿伤脾，清浊不分而致泻。中医将腹泻称为"泄泻"，急性腹泻称为"暴泻"，慢性腹泻称为"久泻"，发病原因有感受外邪、饮食所伤、情志失调、脾胃虚弱、脾肾阳虚等。

臧医生给陈彤介绍了一个调理方治腹泻，就是怀山药薏米芡实粥：将怀山药、薏米、芡实各50克，加水熬粥，可补气血、健脾胃。

中医认为，怀山药具有滋养强体、助消化、敛虚汗、止泻之功效，主治脾虚腹泻、肺虚咳嗽、糖尿病消渴、小便短频及消化不良的慢性肠炎；芡实益肾固精、补脾止泻、除湿止带，

用于遗精滑精、遗尿尿频、脾虚久泻，白浊，带下等；薏米易消化吸收，营养丰富，对于久病体虚、病后恢复期患者、老人、产妇、儿童都是比较好的药用食物，不论用于滋补还是用于治病，作用都较为缓和，益脾而不滋腻，可清热利湿、除风湿、利小便、益肺排脓、健脾胃、强筋骨。

急性腹泻虽然看起来不是大病，但如果症状严重，处理不及时，有可能导致脱水，甚至死亡。传统医学认为脾胃为"后天之本，气血生化之源"，如果脾胃不好，吃下东西不能很好吸收，或腹泻，或便秘，或不生精微而生痰涎，或不长气血而长赘肉，所谓虚不受补，根本无法改善本质，只能增加脾胃的负担，更不用说补气血了。所以，治腹泻，温补才是关键。

通常的食物，即使是那些可以增长气血的食物，我们想要获取它的营养，也要先投入一些气血来消化吸收它。可对于气血太弱的人，这点气血也没有，而怀山药、薏米、芡实却是

不需要我们额外的支出，便能直接供给我们气血的良药美食，对于腹泻病人来说，是很不错的选择。

陈彤和男朋友回去后，煮了怀山药薏米芡实粥吃，吃过后，去厕所的次数明显少了，到了第二天，已经正常吃饭了，胃口还不错。

腹泻这个问题说大不大说小不小，但不可忽视，因为腹泻会让体内的水分大量地流失，人体的营养元素也会随着流失掉，对患者的身体健康状况有很大的影响，一定要及时地就医并且注意饮食上的卫生。从日常生活入手，养成良好的饮食和生活习惯，如多吃热食、少喝冷饮、少吃反季节水果等，从根本上阻止寒气侵入脾胃。

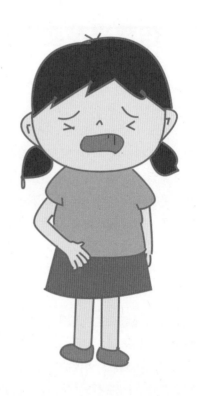

如果已经出现腹泻症状，应注意少食多餐，饮食要细软少油，比如粥、米汤或者是面，这些食物既有营养，又容易被身体吸收，是很好的选择；同时腹泻会导致体内的营养流失，患者在这段时间里面要注意多补充微量营养元素，帮助身体补充流失的水分，缓解腹泻症状。

最灵老偏方：怀山药薏米芡实粥

● 准备怀山药、薏米、芡实各 50 克。加水煮粥。可长期食用。此方补气血、健脾胃，具有敛虚汗、补脾止泻功效，作用缓和，益脾而不滋腻。

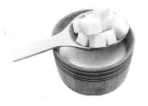

更多调理方

马齿苋粥

马齿苋 20 克，粳米 30 克，白糖或者盐适量。新鲜马齿苋洗净凉干，然后切成段备用；粳米洗净，倒入锅中，加入适量清水，先用大火煮沸，然后改用小火熬 30 分钟左右，然后加入马齿苋，待粥再次煮沸时即可食用。可根据个人爱好，酌加盐或白糖调味。随意食用。此方适用于肠炎腹泻、痢疾等症。

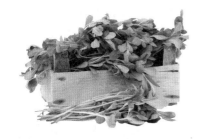

莲子生姜粥

莲子 50 克，生姜 30 克，红糖 30 克，粳米 100 克。莲子洗净，去心，泡发；粳米洗净，浸泡半小时；生姜洗净去皮，切成片。将莲子、粳米下入锅中，加入适量清水，先煮 30 分钟，再放入姜片、红糖，再煮 10 分钟即可食用。此方能有效地治疗因吃寒凉食物过多而引起的腹胀、腹痛、腹泻、呕吐等症。

荔枝粥

干荔枝 5 枚，粳米或糯米 50 克，白糖适量。将干荔枝去壳取肉，用冷水漂洗干净，粳米洗净，一起放入锅内，加清水适量，用武火烧沸后，转用文火煮至米烂成粥即可。5 天为 1 疗程，每日 1 次。此方可健脾养肝，对脾肾阳虚型久泻、心脾两虚疗效甚佳。

怀山药鸡内金鳝鱼汤

鳝鱼 12.5 克，鸡内金 5 克，怀山药 10 克，生姜 2 片。将鳝鱼活杀，去内脏后洗净切段，用开水洗去鱼腥；鸡内金、怀山药洗净；起油锅，用姜爆黄鳝肉，加白酒少许，加清水适量，倒入锅内，加鸡内金、怀山药，先用武火煮沸，再用文火煮 1 小时，调味即可，饮汤食肉。此方适用于伤食型腹泻者。

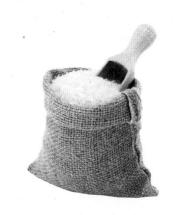

蜂蜜麻油汤帮你通肠胃

周末不上班，臧医生约了几个老朋友聚在一起聊天，说起了养生的问题。一个朋友老周问臧医生："对了，老臧，问你个问题啊，我家老伴这几年总是便秘，好几天排一次便，一去就是大半天。吃药好点儿，一停药又开始了。你说这是怎么回事啊？"

臧医生说，大便秘结不通，排便时间长，或欲大便而艰涩不畅，是由肠管器质性疾病引起的，但大多数属单纯性便秘。食物残渣不足、肠管应急减退、排便动力缺乏、肠腔闭塞，或神经精神病变等都会导致便秘。如果像老周说的那样，便秘兼腹胀口干、面红身热，可能是热秘症状。肠为积热，耗伤津液，则大便干结；热伏于内，脾胃之热熏蒸于上，故见口干口臭、面赤身热；热积肠胃，腑气不通，故腹胀腹痛。

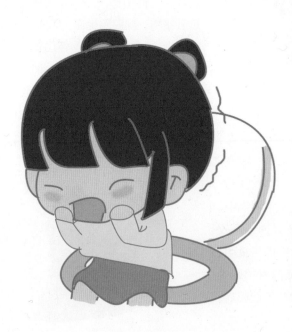

臧医生告诉老周通便的药物不要吃太多，是药三分毒，食疗对于便秘这种慢性病的疗效更好。回去可以煮点蜂蜜麻油汤吃：准备蜂蜜50克，麻油25毫升，将蜂蜜放入碗内搅拌起泡沫，边搅边将麻油缓缓掺入蜂蜜中，再搅匀即可。用开水冲饮（开水约1000毫升），一般1~2天即可见效，可治肠燥便秘。

中医认为，蜂蜜和麻油都能够润肠通便，一般人群均可食用，适宜肠燥便秘、习惯性便秘患者，尤其适宜老年人、体弱者、病后、产妇便秘时食用。

许多人都有便秘的毛病，虽说不是什么大病，但会增加女性体内毒素，导致机体新陈代谢紊乱、内分泌失调及微量元素不均衡，从而出现皮肤色素沉着、瘙痒、面色无华、毛发干枯，并产生黄褐斑、青春痘及痤疮等；便秘还会引起轻度毒血症症状，如食欲减退、精神萎靡、头晕乏力，久而久之又会导致贫血和营养不良。

为了预防便秘的发生，女性朋友要做到生活有规律，定时排便，注意调配饮食，调理脾胃生理功能；每天清晨可以饮一杯温开水或淡盐水，促进肠管蠕动，有助于排便；加强体育锻炼，运动能增强体质，维持正常生理功能，大便自然保持畅通；发生便秘时必须及时改善，如果发生较严重便秘，且持续时间较长则应认真检查对待，早查明原因，及时治疗。

饮食上要避免进食过少或食品过于精细，适当吃些粗粮，多食新鲜蔬菜水果；养成良好的排便习惯，每日定时排便，形成条件反射，建立良好的排便规律，排便的环境和姿势尽量舒适，免得抑制便意，破坏排便习惯；及时治疗肛裂、肛周感染、子宫附件炎等疾病，泻药应用要谨慎，不要使用洗肠等强烈刺激方法。

之后老周告诉臧医生，回去后让老伴坚持用他给的偏方，现在便秘的情况越来越少了，基本每天都能上一次厕所，脸色也好多了。

最灵老偏方：蜂蜜麻油汤

● 准备蜂蜜 50 克，麻油 25 毫升。将蜂蜜放入碗内搅拌起泡沫，边搅边将麻油缓缓掺入蜂蜜中，再搅匀即可。用开水冲饮（开水约 1000 毫升），一般 1~2 天即可见效。此方可治肠燥便秘。

香蕉蜂蜜汁

香蕉2根，蜂蜜2~3匙。将香蕉去皮，将果肉切成小块，放进榨汁机内，加入适量蜂蜜，盖上盖子，选择"榨汁"功能，榨取果汁。1天1份，分3次喝完即可，不可空腹食用。此方有助于促进肠胃蠕动，滋养润燥，清热润肠，缓解便秘，对结肠炎、习惯性便秘有良好功效，且无任何不良反应。

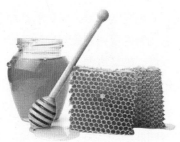

冰糖炖香蕉

香蕉2个，冰糖适量。将香蕉去皮，加冰糖适量，隔水蒸烂熟即可。每日服2次，连服数日。此方可清热润燥，解毒滑肠，补中和胃，适用于虚弱病人的便秘。

黑芝麻粳米粥

黑芝麻25克，粳米50克。黑芝麻炒后研细末备用，粳米淘洗干净备用，黑芝麻与粳米放入砂锅内，加清水，旺火烧沸后，再改用小火煮至粥熟。本方有补益肝肾、滋养五脏的功效，适用于肝肾不足、虚风眩晕、肠燥便秘等症。

菠菜粳米粥

新鲜菠菜200克，粳米30克。菠菜、粳米分别洗净。先煮粳米粥，将熟，入菠菜，见沸即熟，然后喝粥。该方和中通便，适用于体弱、久病大便涩滞不通。

金银花蜜饮

蜜糖30克，金银花15克。先将金银花煎水，去渣放凉，分次加入蜜糖溶化后饮用。煎时不要太浓，一般煎成2碗金银花汁，瓶贮分冲，冲蜜糖服用。本方清热通便，适用于热结所致的便秘。

猪油蜂蜜

猪油、蜂蜜各100克。猪油、蜂蜜分别用文火煎至沸，待凉，油蜜混合均匀即可。每次服5~10毫升，每日2次。此方适用于阴血不足之便秘。

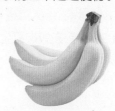

蕹菜蜂蜜饮治痔疮

常言道"十人九痔"。日常生活中许多人患有痔疮，特别是白领一族，因为长时间的久坐，造成直肠静脉丛的血液回流受阻，从而造成静脉出现曲张形成痔疮疾病。痔疮发作时，多出现肛门坠痛或痔核红肿剧痛，或大便时出血，兼有便秘、溲赤，唇干咽燥等热象。

杨真是个脸色苍白的姑娘，她静悄悄地走进臧医生的诊室，小心翼翼地坐下来，轻声轻语地说："医生，你好，我，我不舒服……"臧医生赶紧对她笑笑，问她哪里不舒服。

杨真红着脸说："我得了痔疮……每次排便的时候都很痛，还会出血，吓死我了。去药店买了一些栓剂，也没什么效果，反反复复的，最近痛得更厉害了。"

臧医生说："其实很多年轻人都患有痔疮，尤其长时间坐立者，所以不用觉得不好意思，积极治疗才重要。"臧医生建议她试试蕹菜蜂蜜饮：蕹菜 400 克，蜂蜜 50 克，将蕹菜洗净，切碎，捣汁，放砂锅内，先以武火煮沸，后以文火煎煮至较稠时加入蜂蜜，再煎至黏稠时停火即可，待凉后装瓶备用，每次以沸水冲化饮用 1 汤匙，每日 2 次。

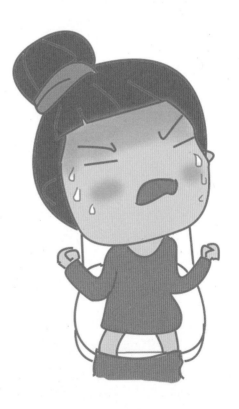

中医认为，蕹菜凉血止血、清热利湿，主便秘、淋浊、便血、尿血、痔疮、痈肿、蜇伤、蛇虫咬伤等；蜂蜜能够润肠通便。二者合用，有清热解毒、利尿、止血功效，适用于外痔。

杨真回去后开始喝蕹菜蜂蜜饮，并且开始注重平时的生活习惯，坐一段时间就起来活动活动，蹲厕所也不敢蹲太久，渐渐地，大便时没那么痛了，也不出血了。

痔疮可分为内痔和外痔。内痔是长在肛管起始处的痔，如果膨胀的静脉位于更下方，几乎是在肛管口上，这种曲张的静脉就叫外痔。外痔有时会脱出或突现于肛管口外，但这种情况只有在排便时才会发生，排便后它又会缩回原来的位置。无论内痔还是外痔，都可能发生血栓。在发生血栓时，痔中的血液凝结成块，从而引起疼痛。

中医认为，痔疮是因湿热下注肛门，阻滞脉络，或脏腑本虚，因排便、负重、经产用力，使肛门部经脉横解，瘀阻肛门而生。要防治痔疮，一定要禁食酒类及辛辣、油炸等刺激性食物，多吃蔬菜、水果；养成每天短时间排便的习惯；养成有规律的生活习惯，避免熬夜；排便后用温水洗肛门；每天早晚及排便后以温水坐浴，坐浴时间不宜太长，10~15 分钟为宜；避免一直保持同样姿势。为除去瘀血，偶尔应做些轻微的运动（久坐的人每隔一小时最好能走动 3~4 分钟）；灌肠剂与泻药不要自行购买使用；有异常感觉，如大便带血，应立刻找肛肠外科大夫就诊，以免拖延病情。

最灵老偏方：蕹菜蜂蜜饮

- 蕹菜 400 克，蜂蜜 50 克。将蕹菜洗净，切碎，捣汁，放砂锅内，先以武火，后以文火煎煮至较稠时加入蜂蜜，再煎至黏稠时停火，待凉后装瓶备用。每次以沸水冲化，饮用 1 汤匙，每日 2 次，连服 7~8 日。此方有清热解毒、利尿、止血功效，适用于外痔者。

更多调理方

马蹄汤

鲜马蹄500克，红糖90克。加水适量，煮沸1小时后即可，饮汤，吃马蹄。此方有清热养阴的功效，适用于内痔症。

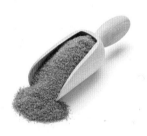

黄鳝汤

黄鳝100克。去内脏切段，加调料水煮，食肉饮汤。此方有清热解毒、祛风除湿之功效，适用于肠风下血症。

柿饼木耳糖水

柿饼50克，木耳60克，糖、水淀粉各适量。将柿饼去蒂切成丁，木耳水发后撕成小块。将柿饼丁、碎木耳倒入锅中，注入适量水煮沸一段时间，用水淀粉勾芡，放入糖搅匀，煮开后盛入汤碗中即成。此方适宜治疗吐血、咯血、血淋、肠炎、痢疾、痔漏等症。

黑木耳煮柿饼

黑木耳5克，柿饼30克。将黑木耳泡发，柿饼切块，同加水煮烂，每日1~2次。此方有益气滋阴、祛瘀止血功效，适用于痔疮出血症。

绿豆糯米猪肠

绿豆60克，糯米30克，猪大肠300克。先将猪大肠洗净，绿豆、糯米用水浸泡半小时，然后把绿豆、糯米灌入猪大肠内并加水适量，肠两端用线扎紧，放砂锅内加水煮2小时左右即可。隔日1次，连服7~8日为1个疗程。此方能通便止痢，适用于湿热下痢、便血、痔疮初起、脱肛等症。

姜汁猪血菠菜

菠菜300克，姜25克，猪血100克，酱油15毫升，香油3毫升，盐2克，醋、花椒油各少许。将菠菜带根洗净，切成约5厘米长的段，放入滚开水中焯2分钟后取出，沥干水分，装盘抖散。猪血洗净切片后，下入热油锅爆炒，熟后取出与菠菜混匀。生姜洗净去皮，切成片后捣烂取汁。待菠菜、猪血凉后加入姜汁和酱油、香油、盐、醋、花椒油搅拌均匀即可。佐餐食用。此方适用于便秘、痔疮、高血压等症。

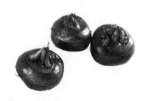

多吃韭菜助你远离脚气

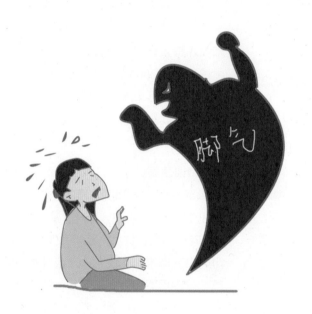

双双和男朋友是一起来诊室的，臧医生问是哪个要看病，两个人异口同声地说"我"。臧医生笑了笑还没说话，双双就气哼哼地说："医生，其实我俩看的病是一样的，不过是他传染我的。"

原来，双双的男朋友有脚气，大男生粗枝大叶的也没在意。后来和双双好了，就住在了一起，一来二去的把脚气传染给双双了。双双发现自己脚痒、脚臭，脚趾缝还掉皮、裂口，真是又惊又气！马上就夏天了，别的女孩早就穿上漂亮的凉鞋了，双双还得穿严严实实的运动鞋，因为一脱鞋，那味道自己都受不了！为这个，她把男朋友骂了好几回。

双双的男朋友讪讪地说："医生，有没有什么快方法啊？赶紧把我俩都给治了吧。"臧医生笑着对他们说："治脚气并不难，只要方法对，很快就会治愈。我介绍个偏方给你们，你们回去试试，只要坚持，很快就可以解决。"

这个偏方就是韭菜敷脚：取鲜韭菜250克洗净，捣成泥状外涂患处，每天2次，每次至少半小时。脚气是霉菌引起的，有时出现小水泡和脚痒。古人一般认为脚癣属于湿疮，就此而言，可以用韭菜治疗。虽然没有直接抑制霉菌的作用，但韭菜有一定的抗菌消炎和促进血液循环的作用，对局限性的脚癣、荨麻疹和湿疹有一定疗效，但有伤口者禁用。由于脚癣的病变轻重以及患病的时间长短不同，在用法、用量和次数上也有所不同。一般而言，用量视病变范围而定，病轻者次数少、时间短。

双双和男朋友听说这么简单的方法就能治脚气，脸上终于露出笑容，开心地回家准备一试了。1星期后，虽然脚还稍微有些痒，但脱皮、臭味都改善了很多，而且跟以前相比，脚还细滑了很多。

脚气容易反反复复，时好时坏，因此被很多人误以为不能根治。一些患者更认为脚气是个小病而不加以重视，导致脚气终年不愈，反复发作。其实脚气绝不是人们所想的那样，随便应付一下就行了，一旦恶化，也会带来巨大的痛苦，不仅会对别人产生不适的感觉，还会严重影响个人的自信。

脚气脚臭虽然很烦人，但养成良好的个人习惯，还是可以防治的。女性朋友可以参考一下：保持脚的清洁干燥，每天清洗，汗脚要治疗；勤换鞋袜，趾缝紧密的人可用草纸夹在中间，以吸水通气；不要用别人的拖鞋、浴巾、洗脚盆、擦布等，不要在澡堂、游泳池旁的污水中行走；鞋子要通气良好，平时不宜穿运动鞋、旅游鞋等不透气的鞋子，以免造成脚汗过多，脚臭加剧；如果家中有人患脚气，清洁鞋柜的同时，别忘用干抹布把鞋子擦拭干净，并在鞋内塞入一些用香料、茶叶、竹炭做成的除臭包，以消除病菌、异味；日常生活中，多吃一些含有 B 族维生素的食物，比如鸡肉、蛋、瘦肉、杏仁、蔬果杂粮等。只有注意个人卫生并保持良好的生活、饮食习惯，脚气才会乖乖远离你。

最灵老偏方：韭菜敷脚

● 取鲜韭菜250克洗净，捣成泥状外涂患处。每天2次，每次至少半小时，痊愈为止。此方活血散瘀、解毒消肿。

白糖搓脚

脚用温水浸泡后洗净，取少许白糖在患脚气部位用手反复揉搓，搓后洗净，不洗也可以。每隔2~3天1次，3次后一般轻微脚气患者可痊愈。此方尤其对趾间脚气疗效显著。

黄精食醋

黄精250克，食醋2000毫升。都倒在搪瓷盆内，泡3天3夜（不加热、不加水）后，把患脚伸进盆里泡。第一次泡3个小时，第二次泡2个小时，第三次泡1个小时。泡3个晚上即可治脚气。

花椒水

花椒10克，盐20克。加入水中稍煮，待温度不致烫脚了，即可泡洗。每晚泡洗20分钟，连续泡洗1周即可痊愈。用过的花椒盐水，第二天经加温，可连续使用。此方有杀菌、消毒、止痛、止痒、消肿等作用，适用于治疗湿疹、脚气及外阴瘙痒等症。

白萝卜水

白萝卜半个，切成薄片，放在锅内，加适量水，用旺火煮3分钟，再用文火煮5分钟，随后倒入盆中，待降温适度后反复洗脚。连洗数次即可除去脚臭。

生姜盐水

热水中放适量盐和数片姜，加热数分钟，不烫时洗脚，并搓洗数分钟。不仅除脚臭，还可消除疲劳，驱除疲惫。

麦饭石水

取麦饭石1000克，加开水2000毫升浸泡。每天用此水擦洗脚、痤疮、湿疹、痱子等疾患处，有显著疗效。

香烟灰

取香烟灰撒在脚趾湿痒处，可治脚趾间水泡瘙痒。

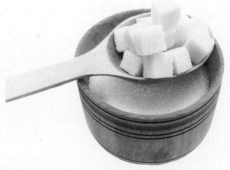

暖身必喝枸杞姜茶

　　肖云从小就长得瘦弱，特别怕冷，每到冬天，就全身发冷，特别是手脚，冰冷冰冷的，这么多年真不知道怎么熬过来的。最近肖云结婚了，老公特别疼她，平常都是手握着手地给她取暖，但是作用不大，肖云睡一晚上手脚还是凉的。老公心疼她，说吃中药调理调理身体，肖云还觉得没必要，这么多年都习惯了，最后还是拗不过老公，两个人一起来找臧医生了。

　　臧医生看肖云神疲气短，舌淡胖，脉沉微，属于肾阳虚衰，也就是一般俗称的"冷底"或是"寒底"。中医认为，手脚冰凉是一种"闭症"，所谓"闭"即是不通，受到天气转凉或身体受凉等因素的影响，致使肝脉受寒，肝脏的造血功能受到影响，导致肾脏阳气不足，肢体冷凉，手脚发红或发白，甚至出现疼痛的感觉。

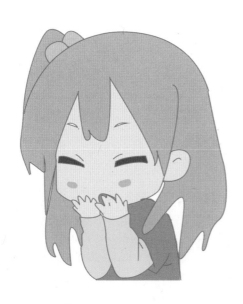

　　臧医生告诉肖云，平时可以多喝枸杞老姜茶，健脾暖胃，益气补血。做法也非常简单：准备 1 块老姜，枸杞 50 克，红糖 50 克，将老姜和枸杞洗净，把所有材料放入砂锅内，中火煮约15 分钟即可。《本草纲目》中说，枸杞"久服坚筋骨，轻身不老，耐寒暑"，中医常用它来治疗肝肾阴亏、腰膝酸软、头晕、健忘、目眩、目昏多泪、消渴等病症；老姜可散寒；红糖可补血。三者合用，对手脚冰冷的女性患者尤其适用。

另外，要解除手脚冰冷，必须从日常生活各方面来着手，坚持运动、食疗、吃药膳、泡温泉、按摩等，可以使四肢温暖、面色红润。尤其像肖云这样的体形较瘦、虚寒体质的女生，末梢血液循环较差，容易使体温调节的机制紊乱，而且脚趾、膝盖、肩膀和手指等部位，属于运动较多的关节区，因为脂肪、血管皆相对较少，热度容易散失。这类女生应该多注意温补，改善怕冷的体质，应多补铁补血，血气充足，就会增强抵抗力，不惧寒冷，可多吃红枣阿胶，还可以选择一些安全的补铁剂，能有效地帮助体形太瘦小的女生祛寒保暖。

果然，过了一段时间，肖云反映说她喝枸杞姜茶有了效果，现在手脚暖和多了，气色也红润了不少，终于可以暖洋洋地睡个觉了。

保暖，在中医看来是女人养生的重中之重。因为女人是靠血养的，只有血行畅通、充盈，身体和容颜才会有营养供应。而血有"得热则行，遇寒则凝"的特性，所以，当身体受到外界寒气的侵袭，就必然会阻碍气血的运行。因此，女人保暖是首要任务，平时要少穿"露脐装""露背装"，大冷天最好不要穿迷你裙，天凉要适当地加衣，晚上睡觉前可以泡一下脚再入睡。

最灵老偏方：枸杞姜茶

- 准备 1 块老姜，枸杞 50 克，红糖 50 克。将老姜、枸杞洗净，所有材料放入砂锅内，中火煮约 15 分钟即可。每天服用 2~3 次，7 天 1 个疗程。此方散寒补血，对手脚冰冷的女性患者尤其适用。

更多调理方

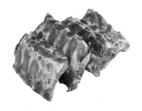 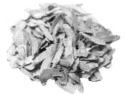 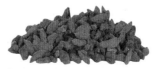

当归枸杞补血汤

当归5克，枸杞10克，猪骨500克，葱姜适量，盐少许。把枸杞、当归用清水洗干净，放入砂锅中炖，然后将猪骨放入煮滚的水中焯一次，再放入砂锅中炖；接着往砂锅内加入适量的水开大火煮，待水煮沸后再调成中火，煮到猪骨肉软烂后，再调入适量葱姜和少许盐即可食用。此方可补气、生血，适用于血虚阳浮、手脚冰凉症。

当归生姜羊肉汤

当归20克，生姜30克，羊肉300克。当归、生姜、羊肉洗净切薄片放入砂锅中，加清水旺火烧沸后去浮沫，加料酒，小火炖至羊肉熟烂，加以调味即可。此方有温中补血、祛寒止痛功效，特别适合冬日早晚食用。

小米红枣生血汤

去核红枣15个，小米200克，红糖适量。把小米用清水洗干净浸泡15分钟，红枣洗净，然后把小米和红枣一起放入砂锅中，加入适量清水，开大火煮至水沸腾后，再改用文火熬煮1小时，最后调入适量红糖，即可食用。此方有不错的补血作用。

苓归乌鸡盅

乌鸡1只，云茯苓、当归各10克，盐、味精、鸡精各适量。乌鸡洗净切块，用沸水焯一下待用。砂锅内加适量水、盐、味精、鸡精，下入乌鸡块、云茯苓、当归，小火煮3小时左右即成。此方可补血活、调经止痛，对虚寒腹痛、手脚冰冷等有疗效。

人参核桃饮

人参7~8片，核桃15~20颗。加水盖过，用大火煮开后，再用小火煮10~20分钟，睡前温饮，可光喝汤汁，但最好将熬煮的渣一并服用。此方具有益气、健脾、温肾功效。

补元气就喝人参黄芪茶

如今社会压力大，上班族总有忙不完的工作，很多人处于一种疲劳的状态。这种状态在城市的白领阶层比较多见。虽然他们的工作不像体力劳动者那么辛苦，但心理上承受的压力更大。因此，精神上也更容易觉得疲劳，这是一种典型的亚健康状态，需要引起重视。

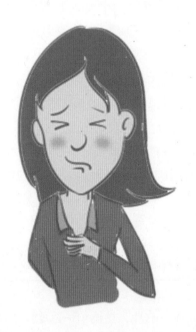

夏琴琴在一家知名外企上班，虽然工作体面，回报丰厚，但是经常加班熬夜，身体和心理上的压力都非常大。最近一段时间，她总是感觉全身乏力、精神萎靡、手足酸软，身上像是背了千斤重的担子，浑身酸痛难耐。而且胃口越来越不好，吃不下东西，记忆力也明显下降，丢三落四的，工作效率也变低了。最近在公司一个重要项目的细节问题上还犯了错误，被公开批评。夏琴琴不敢再大意，决定找中医看看，调养下身体。

臧医生看夏琴琴的身体已经有气虚、亏损的症状。这种由于工作过度、压力过大而引起的疲劳，主要是由于体内的能量物质消耗过度，导致能量不足。我们的身体在大量能量消耗的同时会产生代谢物质，如乳酸、丙酮酸等，这些物质是引起人体感到疲劳的主要因素。这些物质一般可以通过晚上的睡眠清除掉，但由于夏琴琴经常加班熬夜，长期睡眠时间不足，体内的"疲劳因子"不能及时地得到清理，堆积在身体里，白天自然就会觉得很累。

基于夏琴琴现在的情况，臧医生给她推荐了一个缓解疲劳的小偏方——人参黄芪茶：人参 3 克，茉莉花 10 克，黄芪 3 克，绿茶适量。水煎，不拘时，代茶饮。

中医认为，人参大补元气，复脉固脱、补脾益肺、生津止渴、安神益智，主治劳伤虚损、食少、倦怠、反胃吐食、大便滑泄、虚咳喘促、自汗暴脱、惊悸、健忘、眩晕头痛及久虚不复，一切气血津液不足之症；黄芪有益气固表、敛汗固脱、托疮生肌、利水消肿之功效，用于治疗气虚乏力、中气下陷、久泻脱肛、便血崩漏、表虚自汗、痈疽难溃、久溃不敛、血虚萎黄、内热消渴、慢性肾炎、蛋白尿、糖尿病等；茉莉花能化湿和中，理气解郁。三者搭配食用，对疲劳患者有很好的食疗功效。

两周后，夏琴琴给臧医生打电话，说她喝了两星期人参黄芪茶，感觉精神好多了，说话也有底气了，浑身轻松，工作效率也提高了。还说以后再也不怕加班熬夜了。臧医生告诉她，还是应该多注意休息，调整心情，多给自己解压，不能完全依靠外物，毕竟身体是革命的本钱。

女性朋友平时可以了解一些缓解疲劳的小知识：睡眠是消除疲劳、恢复体力的好方式，每天应保证 8~9 小时的睡眠时间；还要吃得好，合理营养是消除疲劳或预防疲劳的重要手段。工作会消耗脑力和体力，应及时补充热量、蛋白质、维生素和无机盐，脂肪类食物不易多吃。

另外，夏季或出汗多时，应及时补充盐分和水；食品应富有营养并易于消化，并尽量多吃些新鲜蔬菜、水果等碱性食物；经常感到疲倦的人多数血液中缺铁，胡萝卜和甜菜一类的蔬菜不仅富含铁，而且易于吸收。

最灵老偏方：人参黄芪茶

● 人参 3 克，茉莉花 10 克，黄芪 3 克，绿茶适量。水煎，不拘时，代茶饮。此方复脉固脱，益气固表，理气解郁，对疲劳患者有很好功效。

山楂酒

山楂、白酒各适量。将鲜山楂洗净，去核，捣碎，存放于大口瓶内，加白酒，封严。以后时常摇晃使其均匀，经1~2个月即发酵成山楂酒，再用纱布挤压，过滤即成。每天服1小杯。可治疗身痛疲倦和妇女痛经等症。

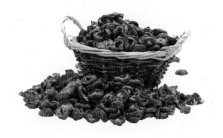

人参汤

人参5克，橘皮10克，砂糖30克。煎汁加入白糖调匀饮用，本方适用于脾气虚弱所致倦怠疲劳者。

天门冬萝卜汤

天门冬15克，萝卜300克，火腿150克，葱花5克，盐3克，味精、胡椒粉各1克，鸡汤500毫升。将天门冬切成2~3毫米厚的片，用水约2杯，以中火煎至1杯量时，用布过滤，留汁备用；火腿切成长条形薄片；萝卜切丝。锅内放鸡汤500毫升，将火腿肉先下锅煮，煮沸后将萝卜丝放入，并将煎好的天门冬药汁加入，盖锅煮沸后，加盐调味，再略煮片刻即可。食前加葱花、胡椒粉、味精调味，佐餐食用。此方可止咳祛痰，消食轻身，抗疲劳，常食能增强呼吸系统功能、增强精力、消除疲劳。

鸽蛋桂圆枸杞汤

鸽蛋5只，桂圆肉10克，枸杞10克，远志3克，枣仁3克，当归6克，白糖适量。将原料洗净放入锅内，加入适量的清水，慢火煮至鸽蛋熟后，放入白糖即可食用。此方适用于疲乏无力、心悸失眠等症。

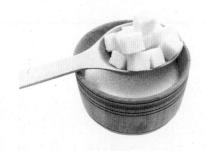

红花糯米粥缓解偏头痛

●●
●●

　　臧医生有个侄女小晴，是个事业型女性。工资高，光鲜体面，但是经常加班熬夜，睡眠不足是经常的事。前段时间公司要在她和另一个同事里选一个升职，小晴更是铆足了劲，早出晚归，忙得脚不沾地，恨不得吃饭的时间都用来工作。但是这样一来，小晴老公不高兴了，怪她只要工作不顾家庭，天天半夜回来，大早上走，连照面的时间都没有，本来准备生孩子的计划也搁浅了。

　　小晴很为难，职场打拼这么多年，现在是关键时刻，放弃升职机会实在太可惜，但是对老公也的确有愧。平常家里的事情照顾得少，生孩子的事也推迟了好几次。想反驳吧理亏，放弃升职又做不到，不由得有点急火攻心。这样过了一段时间，小晴渐渐觉得精力不足，对着电脑的时候经常头痛，有时候一侧痛，有时候两侧都痛。痛的时间也越来越长，连脖子和肩膀也不舒服起来，后来更发展到恶心呕吐，饭也吃不下去。吃了止痛药睡一觉觉得好点儿，一忙起来又开始头痛，

有时候能痛几天，工作效率也不高了，接连出了几次小错，情绪越来越烦躁，越来越低落。

　　终于有一天，小晴忍受不住疼痛，来找臧医生了："叔，救命啊！太阳穴一直跳着疼，就是给我升职我也干不了了！"臧医生一诊断，看小晴精神萎靡，苔白腻、脉弦滑、肢重体僵，正是劳倦过度、肝失疏泄导致的偏头痛，又叫"偏头风""头角痛"，常以或左或右、来去突然的剧烈头痛为主要表现，容易反复发作。睡眠不足、作息不规律、精神心理压力大、情绪抑郁或情绪变化剧烈，都会导致偏头痛发生。

　　小晴懵了，连问："偏头痛能治好吗？好治吗？有没有不良反应？"臧医生笑了："不想吃药的话，我这里有个小偏方，将红花、桃仁、糯米加适量红糖，煮粥吃就行。"小晴又惊又喜："真的假的？这么简单？"

　　这样吃其实是有医学根据的。中医认为，脏腑功能失调，肝、脾、肾

三脏病变、内伤七情、肝失疏泄、饮食不节、脾虚失运、劳倦过度、肾虚精亏、肾水不足、气血失调等均可致偏头痛。红花和桃仁都有活血通经、散瘀止痛的功效；糯米具有补中益气、健脾养胃、止虚汗之功效，适宜多汗、血虚、脾虚、体虚等症患者食用，不仅营养丰富、有益滋补，且极易消化吸收。几者合用，有活血化瘀、理气止痛之功，可用于气血瘀滞、血行不畅引起的偏头痛。

小晴记下红花糯米粥的做法就回去了。过了大概1个月吧，她打来电话："叔，太神奇了，我按照你的偏方吃，现在头不痛了，睡眠好了，精神特别好！你猜我现在是升职了，还是升职了？"

臧医生呵呵一笑，提醒她不要大意，不是病好了就一劳永逸，因为许多因素都会诱发偏头痛，平时一定要保持心情愉快，有压力要宣泄；生活中注意调护，保证充足睡眠，戒烟酒，调理饮食；有时间的话可以选取足临泣穴、中渚穴、外关穴、风池穴、率谷穴做做艾灸，效果也不错；另外要避免可诱使偏头痛发作的药物和食物，饮食要清淡。

最灵老偏方：红花糯米粥

- 红花、桃仁各10克，糯米100克，红糖适量。将红花、桃仁洗净；糯米洗净，浸泡半小时。红花放入净锅中，加适量清水煎30分钟，再往锅中加入糯米和桃仁，煮成粥即可。每天1~2次，2周为1个疗程。此方活血化瘀、理气止痛，可用于气血瘀滞、血行不畅引起的偏头痛症。

更多调理方

疏肝止痛粥

香附9克，玫瑰花3克，白芷6克，粳米100克，白糖适量。粳米洗净，浸泡半小时；将香附、白芷水煎取汁，将粳米加入药汁中，再加入适量清水，煮至水沸，将漂洗干净的玫瑰花倒入粥中，用文火慢煮10分钟关火，加入适量白砂糖调味即可。早晚1次。此方可疏肝解郁、理气止痛，能防治偏头痛。

枸杞炖猪脑

猪脑1具，怀山药、枸杞各30克，黄酒、盐、味精、鸡精各适量。将猪脑浸于碗中，撕去筋膜备用，再将怀山药、枸杞分别用清水洗净。怀山药切成小块，与猪脑一起放入锅里，加适量清水，炖2小时后，加入适量黄酒、盐、味精、鸡精，再炖10分钟即可。此方可健脾益胃，清肝明目，益肾补脑，适宜体质虚弱者及气血虚亏之头晕头痛、神经衰弱、偏头痛者食用。

芦笋百合汤

绿芦笋（含白色部分）2根，新鲜的生百合15克（或干燥的百合9克），冰糖适量。将芦笋洗净，切成3~4厘米的小段，将芦笋段、百合、冰糖一起放入瓷碗中加400~500毫升的清水，放入锅中隔水炖煮至芦笋、百合熟透即成。可每日服1剂，早晚各服1次，连续用药2星期为1个疗程。此方滋养肝肾、补中益血，适用于偏头痛之血虚为主者。

桑菊豆豉粥

桑叶10克，甘菊花15克，豆豉15克，粳米100克。粳米洗净，浸泡半小时；将桑叶、甘菊花、豆豉水煎取汁，再将泡发好的粳米放入砂锅中，加适量清水煮成稀粥，加入药汁，稍煮即成。此方有疏风清热、清肝明目之功效，可消除感冒所引起的肌肉酸痛以及偏头痛，且对胃及腹部神经有所助益。

养神安心就喝枸杞养神汤

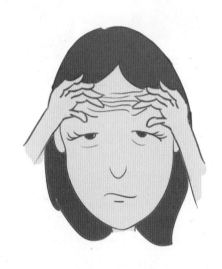

姜帆是小学语文老师，自从一次上课时昏倒后，在家休养半个月了，一站起来还是天旋地转的，眼前发黑，整个人疲弱无力。晚上睡不好，白天吃不好，有时候还头痛，被家人带着来到臧医生的诊室。

臧医生看姜帆面色白、神疲乏力，舌淡，苔薄白，脉细弱，属于气血亏虚导致的眩晕。中医认为，眩晕是由于情志、饮食内伤、体虚久病、失血劳倦及外伤、手术等，引起风、火、痰、瘀上扰清空或精亏血少，清窍失养为基本病机，以头晕、眼花为主要临床表现的一类病症，可反复发作，妨碍正常工作及生活，严重者可发展为中风、厥证或脱证而危及生命。

根据姜帆的身体情况，臧医生建议她服用枸杞猪心汤，此方对头晕目眩很有用。姜帆的家人带她回去后按医嘱服用，没想到只用了几次就见效了，头不晕眼不花了，1周后就痊愈，销假去学校上课了。

枸杞猪心汤做起来也不难：选净猪心100克，青椒200克，枸杞15克，豆油5克，细盐3克，味精2克，花椒30粒。顺着猪心中间一刀切开，剖成宽窄相等的刀纹，再把猪心横过来，用斜刀法切片，放入开水锅内烫后捞出，凉后挤净余水。将枸杞用凉开水泡1小时，捞出备用。豆油烧热后，放入花椒炸成焦黄色时捞出，即成花椒油。青椒切成中型的块，放入开水锅内略烫捞出，放凉，沥干水。将烫好的猪心、青椒均放入小盆内，摆成馒头形。将枸杞撒在边缘，然后再撒上花椒油、细盐、味精，上桌食用即可。

猪心富含蛋白质、脂肪、钙、磷、铁、维生素 B_1、维生素 B_2、维生素 C 以及烟酸等，对加强心肌营养、增强心肌收缩力有很大的作用，能养心安神、益脾止血、定惊，治惊悸、怔忡、自汗、失眠症；枸杞养肝滋肾、补虚益精、清热明目。二者合用补养气血、健运脾胃，对头晕眼花有很好疗效。

其实很多女性都有过头晕目眩的经历，引起眩晕的疾病种类也很多。按照病变部位的不同，大致可以分为周围性眩晕和中枢性眩晕两大类。中枢性眩晕是由脑组织、脑神经疾病引起，比如听神经瘤、脑血管病变等，约占眩晕病人总数的 30%；周围性眩晕约占 70%，多数与耳朵疾病有关，发作时多伴有耳蜗症状（听力的改变、耳鸣）和恶心、呕吐、出冷汗等植物神经系统症状。

眩晕病人要提前预防，可以积极参加体育锻炼，体质差者可提高身体素质，体胖者可增强气血运行，加速排泄水湿痰饮；饮食宜清淡和容易消化，忌烟、酒、浓茶、咖啡、韭菜、辣椒、大蒜等刺激性食物；冬瓜、萝卜、芋艿、慈姑、地栗、赤小豆、米仁具有化痰结、利水湿的作用，可以选作辅助治疗；不要过多饮水，注意异体蛋白的摄入，如鱼、虾、蛋、蟹、乳等。

发作期宜卧床休息，防止起立跌倒受伤，减少头部转动；卧室光线宜昏暗，环境要安静；保持心情舒畅，防止七情（喜、怒、忧、思、悲、恐、惊）过度。

最灵老偏方：枸杞猪心汤

- 净猪心 100 克，青椒 200 克，枸杞 15 克，豆油 5 毫升，细盐 3 克，花椒 30 粒。将猪心切片，青椒切块，均用开水略烫后捞出。枸杞用凉开水泡 1 小时。豆油烧热后放入花椒炸至焦黄色时捞出，即成花椒油。将猪心、青椒均放入小盆内，然后再撒上花椒油、枸杞、细盐即可。每日 1 剂，10 天为 1 个疗程。此方对头晕目眩很有效。

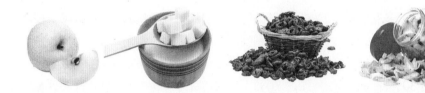

雪梨汤

雪梨 60 克，山楂、百合各 30 克，白糖适量。按常法煮汤食用。每日 1 剂，连服 10 日为 1 个疗程。适用于体质偏热而引起的头晕目眩、头痛、失眠、烦躁、口苦、咽干等症。

米酒甲鱼

甲鱼 1 只（约 500 克），米酒 50 毫升，瘦猪肉 100 克，水发香菇 8 只，花生油 60 毫升，料酒、葱、姜、盐、淀粉各适量，蒜 1 头。甲鱼宰杀后，剖腹，去肠杂，控去爪内的油，留下心、肝后，切成方块；猪肉切片后，加料酒、盐、淀粉拌匀上浆；香菇洗净切开，姜切片，蒜剁成蓉。锅热加油，爆香蒜蓉，放入甲鱼、姜片，煸炒一下；然后加肉片、香菇、米酒、盐，炒拌均匀后，盛于瓦缸内，放在大水锅中，隔水炖 2 小时左右，甲鱼和肉片酥烂即成。甲鱼、猪肉皆有滋补肝肾、养血等功效，与香菇合烹食用，可治疗眩晕、腰膝冷痛、失眠多梦等症。

丁香姜糖

丁香粉 5 克，生姜末 30 克，白砂糖 50 克。将白砂糖加水少许，放入砂锅内，文火煮化，再加丁香粉、生姜末调匀，继续煮至挑起不粘手为度。另备一大搪瓷盆，涂以小磨香油，将糖倾入摊平，稍冷后趁软切成 50 块，随意食用。此方甜辣可口，对眩晕而兼恶心、呕吐的患者很有疗效。

鸡蛋丝瓜汤

鸡蛋 7 个，去外皮和子的丝瓜络 1 个。加水 4 大碗同煮，鸡蛋煮熟后去壳，在蛋上划 7~8 刀，放入锅内再煮，至水减少到 2 大碗左右即成。喝汤吃蛋，分 2~3 次服完。此方可治疗轻症疲劳性眩晕。